わかりやすい
疾患と
処方薬
の解説
ケーススタディ編

編集「わかりやすい疾患と処方薬の解説」編集企画委員会

JN101250

アークメディア

執筆者一覧

青木　定夫　(新潟薬科大学)

青柳貞一郎　(東京医科大学茨城医療センター)

伊藤　　健　(帝京大学)

今武　和弘　(日本大学)

小黒　浩明　(平成記念病院)

小野　真一　(前 日本大学)

金田　陽子　(東京労災病院)

木下　賢治　(市立函館病院)

小林　正貴　(東京医科大学茨城医療センター)

近藤　正宏　(島根大学)

齊藤　真紀　(帝京大学)

坂本　直哉　(北海道大学)

眞田　文博　(大阪大学)

下畑　　誉　(東京医科大学茨城医療センター)

鈴木　航太　(慶應義塾大学)

鈴木　菜美　(伊藤病院)

宗田　　聡　(新潟市民病院)

髙橋　典明　(板橋区医師会病院)

谷口　敦夫　(東京女子医科大学)

谷山　義明　(大阪大学)

中神　啓徳　(大阪大学)

中積　宏之　(北海道医療センター)

中野絵里子　(東北大学)

中村　清吾　(昭和大学)

新村　秀人　(東洋英和女学院大学)

萩野　　浩　(鳥取大学)

原　　元彦　(帝京大学溝口病院)

正宗　　淳　(東北大学)

三村　　將　(慶應義塾大学)

三宅　　隆　(大阪大学)

村川　洋子　(島根大学)

森川　賢一　(北海道大学)

森下　竜一　(大阪大学)

吉村　　弘　(伊藤病院)

渡辺　秀晃　(昭和大学)

(五十音順)

は じ め に

　今日，わが国では急激な高齢化が進展し，加齢が起因となる重篤な疾患も増え，その疾患の診断や治療のための医療技術はより高度なものが求められるようになってきている．薬物治療も例外ではなく，高度な技法が導入され，その使用に十分な知識が必要となる薬剤が増えてきている．このような医療の高度化を背景に，薬剤師には適正な薬物治療を実践する医療人としての資質と職能がこれまで以上に求められている．そのために，平成18年には高度な職能を持ち，先端医療あるいは地域医療に貢献する薬剤師の養成を一層推進すべく新たな薬学6年制教育が始まった．その6年制学部教育の充実を図るため，最も大きな柱として，5年次に病院・薬局実務実習が臨床必修科目として導入された．その病院・薬局実務実習で修得した薬物治療の知識を補完，整理し医療現場に即したより幅の広い生きた知識とするためには，病院・薬局実務実習後のアドバンスト臨床教育の必要性が唱えられている．すなわち，一つの疾患の病態，症状，臨床検査値，診断，予後，薬物治療を含めた治療方針，薬物治療における代表的処方と個々の病態に応じた薬剤選択などを一つの症例ごとに整理し，医療現場で使える生きた知識とすることが重要である．

　そこで「わかりやすい疾患と処方薬の解説」編集企画委員会では，このような薬剤師養成教育の変更を踏まえ，2012年より〔病態・薬物治療編〕および〔ケーススタディ編〕の2冊を提供することにした．〔病態・薬物治療編〕は薬学教育モデル・コアカリキュラムに基づき必須となった，疾患の定義，原因，病態，症状，検査，診断，治療方針，薬物治療法と薬剤選択などの基本事項を修得できるように編集されている．また，〔ケーススタディ編〕は病院・薬局実務実習後の薬学生に求められる薬物治療の生きた知識を整理し，実践に即した対応が可能になることを主眼に編集されている．

　本書〔ケーススタディ編〕は日常遭遇する代表的な疾患について，各領域の専門医が実際に経験した症例を提示している．その提示された一つの症例を「主訴」「検査・診断」「経過」と3つのシートに分け，初診時の症状，病態，検査，診断，治療からその後の経過までをフォローし，連続的にとらえられるようにしている．

　本書のもう一つの特徴は，学習者がより深く考えることができるよう，提示した40症例の疾患名（診断名）を意図的に記載していない点である．これにより学習者は，まず各シートから考えうる重要なポイントを整理し，そのうえで適切な疾患名（診断名）を推測するという問題解決型学習のトレーニングとなる．そしてその手助けとしてシートごとに「このシートのポイント」をまとめて記載した．

　これら類書にはない編集上の工夫は，まさに薬物治療に精通した薬剤師になるための知識を習得，整理するために相応しいケーススタディのテキストである．今後はより多くの疾患，症例を追加して内容豊富なテキストとしたい．

　学生諸君ならびに薬物治療のプロを目指す薬剤師に本書が大いに利用されることを願い，また，より充実したテキストになるよう忌憚のないご意見，要望が寄せられることを期待している．

「わかりやすい疾患と処方薬の解説」編集企画委員会

本書の使い方

● 本書には 40 症例が記載されており，症例ごとに「主訴」「検査・診断」「経過」の 3 つのシートに分かれています．

● 各シートには主に以下の内容が記述されており，シートが進むごとに時間的な経過を経るようになっています．

主訴	患者の初診時の症状，既往歴，家族歴，生活習慣，など
検査・診断	検査値およびその所見，診断による処方，など
経過	治療後の病態変化および予後，など

● シートごとに「 ☞ このシートのポイント 」が用意されています．

● 疾患名がわかったら，（vi）頁にある解答欄の空欄を埋めてください．

本書を使用する際の注意点

■ 本書には解答が用意されていません．これは皆さんが問題解決型学習によって自己能力を養うために工夫されたものです．

■ 皆さんはまずシートにある記述から問題点を整理し，疾患全体を理解することから始めてください．それには，各シートにある「 ☞ このシートのポイント 」が重要な手掛かりになるでしょう．

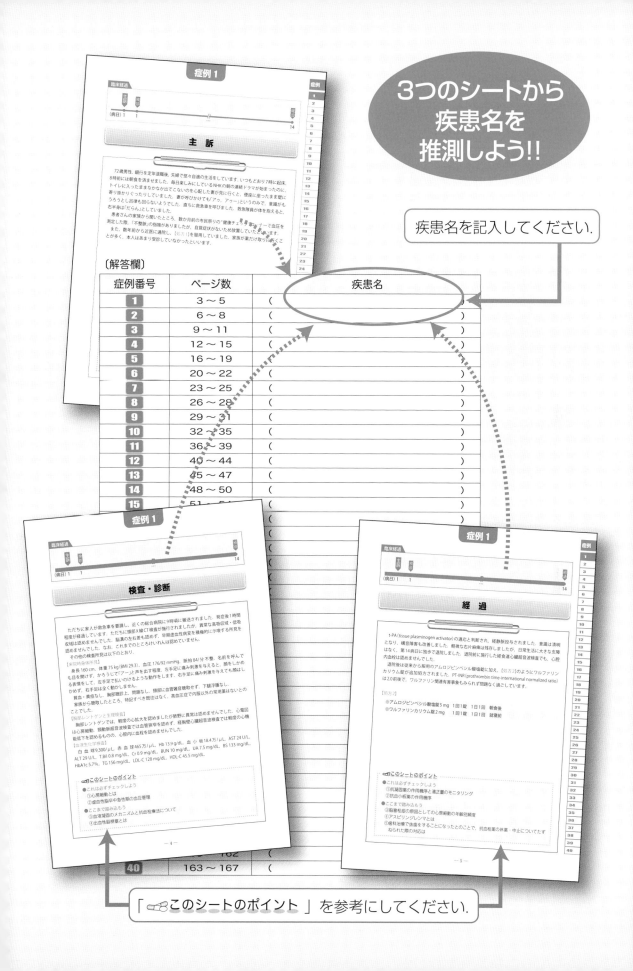

3つのシートから
疾患名を
推測しよう!!

疾患名を記入してください.

症例 1

臨床経過

（病日）1　1 　　　　…　　14

主　訴

　72歳男性．銀行を定年退職後，夫婦で悠々自適の生活をしています．いつもどおり7時に起床，8時前には朝食を済ませました．毎日楽しみにしているNHKの朝の連続ドラマが始まったのに，トイレに入ったままなかなか出てこないのを配した妻が見に行くと，便座に座ったままぐったりしていました．妻が呼びかけても「アゥ，アゥー」というのみで，意識がもうろうとし呂律も回らないようでした．直ちに救急車を呼びました．救急隊員が体を抱えると，右半身は「だらん」としていました．
　患者さんの家族に聞いたところ，数か月前の市民祭りの"健康チェックコーナー"で血圧を測定した際，「不整脈」の指摘がありました．また，数年前から近医に通院し，〔処方1〕を服用していました．家族が薬だけ取りに行くことが多く，本人はあまり受診していなかったといいます．
　その他のところでけいれんは本人も認めていません．

〔解答欄〕

症例番号	ページ数	疾患名
1	3 ～ 5	（　　　　　　　　　　　　）
2	6 ～ 8	（　　　　　　　　　　　　）
3	9 ～ 11	（　　　　　　　　　　　　）
4	12 ～ 15	（　　　　　　　　　　　　）
5	16 ～ 19	（　　　　　　　　　　　　）
6	20 ～ 22	（　　　　　　　　　　　　）
7	23 ～ 25	（　　　　　　　　　　　　）
8	26 ～ 28	（　　　　　　　　　　　　）
9	29 ～ 31	（　　　　　　　　　　　　）
10	32 ～ 35	（　　　　　　　　　　　　）
11	36 ～ 39	（　　　　　　　　　　　　）
12	40 ～ 44	（　　　　　　　　　　　　）
13	45 ～ 47	（　　　　　　　　　　　　）
14	48 ～ 50	（　　　　　　　　　　　　）
15	51 ～ 53	（　　　　　　　　　　　　）

症例 1

臨床経過

（病日）1　1 　　　　…　　14

検査・診断

　ただちに家人が救急車を要請し，近くの総合病院に9時頃に搬送されました．発症後1時間程度が経過しています．ただちに頭部X線CT検査が施行されましたが，異常な高吸収域・低吸収域は認めませんでした．脳溝の左右差も認めず，早期虚血性疾患を積極的に示唆する所見を認めませんでした．なお，これまでのところけいれんは認めていません．
　その他の検査所見は以下のとおり．
【実際の身体所見】
　身長 160 cm，体重 75 kg（BMI 29.3），血圧 176/92 mmHg，脈拍 84/分 不整．名前を呼んでも目を開けず，かろうじて「アー」と声を出す程度．左手足に痛み刺激を与えると，顔をしかめる表情をして，左手足で払いのけるような動作をします．右手足に痛み刺激を与えても顔をしかめず，右手足は全く動かしません．
　黄疸・貧血なし，胸部聴診上，問題なし，頸部に血管雑音聴取せず，下腿浮腫なし．
　家族から聴取したところ，特記すべき既往はなく，高血圧症で内服以外の常用薬はないとのことでした．
【胸部レントゲンと生理検査】
　胸部レントゲンでは，軽度の心拡大を認めましたが肺野に異常は認めませんでした．心電図は心房細動，頸動脈超音波検査では血管狭窄を認め，経胸壁心臓超音波検査では軽度の心機能低下を認めるものの，心腔内に血栓を認めませんでした．
【血液生化学検査】
　白血球9,300/μL，赤血球465万/μL，Hb 13.9 g/dL，血小板 18.4万/μL，AST 24 U/L，ALT 29 U/L，T.Bil 0.8 mg/dL，Cr 0.9 mg/dL，BUN 10 mg/dL，UA 7.5 mg/dL，BS 133 mg/dL，HbA1c 5.7%，TG 156 mg/dL，LDL-C 128 mg/dL，HDL-C 45.5 mg/dL.

🔖 **このシートのポイント**
　●これは必ずチェックしよう
　　①心房細動とは
　　②虚血性脳卒中急性期の血圧管理
　●ここまで踏み込もう
　　①血液凝固のメカニズムと抗血栓療法について
　　②出血性脳梗塞とは

― 4 ―

症例 1

臨床経過

（病日）1　1 　　　　…　　14

経　過

　t-PA（tissue plasminogen activator）の適応と判断され，経静脈投与されました．意識は清明となり，構音障害も改善しました．軽微な右片麻痺は残存しましたが，日常生活に大きな支障はなく，第14病日に独歩で退院しました．退院後に施行した経食道心臓超音波検査でも，心腔内血栓は認めませんでした．
　退院後は従来より服用中のアムロジピンベシル酸塩錠に加え，〔処方2〕のようにワルファリンカリウム錠が追加処方されました．PT-INR（prothrombin time-international normalized ratio）は2.0前後で，ワルファリン関連有害事象もみられず問題なく過ごしています．

〔処方2〕
●アムロジピンベシル酸塩錠5 mg　1回1錠　1日1回　朝食後
●ワルファリンカリウム錠2 mg　1回1錠　1日1回　就寝前

🔖 **このシートのポイント**
　●これは必ずチェックしよう
　　①抗凝固薬の作用機序と適正量のモニタリング
　　②抗血小板薬の作用機序
　●ここまで読み込もう
　　①塞栓梗塞の原因としての心房細動の年齢別頻度
　　②アスピリンジレンマとは
　　③歯科治療で抜歯をすることになったとのことで，抗血栓薬の休薬・中止についてたずねられた際の対応は

― 5 ―

| 39 | 158 ～ 162 | （ |
| 40 | 163 ～ 167 | （ |

「🔖 このシートのポイント 」を参考にしてください.

〔解答欄〕

症例番号	ページ数	疾患名
1	3～5	（　　　　　　　　　　　　　　）
2	6～8	（　　　　　　　　　　　　　　）
3	9～11	（　　　　　　　　　　　　　　）
4	12～15	（　　　　　　　　　　　　　　）
5	16～19	（　　　　　　　　　　　　　　）
6	20～22	（　　　　　　　　　　　　　　）
7	23～25	（　　　　　　　　　　　　　　）
8	26～28	（　　　　　　　　　　　　　　）
9	29～31	（　　　　　　　　　　　　　　）
10	32～35	（　　　　　　　　　　　　　　）
11	36～39	（　　　　　　　　　　　　　　）
12	40～44	（　　　　　　　　　　　　　　）
13	45～47	（　　　　　　　　　　　　　　）
14	48～50	（　　　　　　　　　　　　　　）
15	51～54	（　　　　　　　　　　　　　　）
16	55～57	（　　　　　　　　　　　　　　）
17	58～62	（　　　　　　　　　　　　　　）
18	63～66	（　　　　　　　　　　　　　　）
19	67～70	（　　　　　　　　　　　　　　）
20	71～77	（　　　　　　　　　　　　　　）
21	78～82	（　　　　　　　　　　　　　　）
22	83～86	（　　　　　　　　　　　　　　）
23	87～91	（　　　　　　　　　　　　　　）
24	92～96	（　　　　　　　　　　　　　　）
25	97～101	（　　　　　　　　　　　　　　）
26	102～105	（　　　　　　　　　　　　　　）
27	106～109	（　　　　　　　　　　　　　　）
28	110～114	（　　　　　　　　　　　　　　）
29	115～117	（　　　　　　　　　　　　　　）
30	118～122	（　　　　　　　　　　　　　　）
31	123～126	（　　　　　　　　　　　　　　）
32	127～130	（　　　　　　　　　　　　　　）
33	131～135	（　　　　　　　　　　　　　　）
34	136～140	（　　　　　　　　　　　　　　）
35	141～145	（　　　　　　　　　　　　　　）
36	146～150	（　　　　　　　　　　　　　　）
37	151～153	（　　　　　　　　　　　　　　）
38	154～158	（　　　　　　　　　　　　　　）
39	159～162	（　　　　　　　　　　　　　　）
40	163～167	（　　　　　　　　　　　　　　）

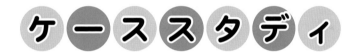

ケーススタディ

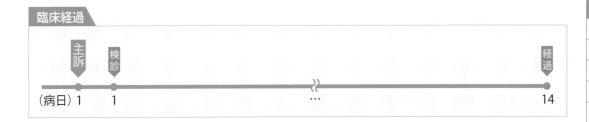

臨床経過

主訴　検診　　　　　　　　　　　　　　　　　　　　経過

（病日）1　　1　　　　　　　…　　　　　　　　　　14

主　訴

　72歳男性．銀行を定年退職後，夫婦で悠々自適の生活をしています．いつもどおり7時に起床，8時前には朝食を済ませました．毎日楽しみにしているNHKの朝の連続ドラマが始まったのに，トイレに入ったままなかなか出てこないのを心配した妻が見に行くと，便座に座ったまま壁に寄り掛かりぐったりしていました．妻が呼びかけても「アゥ，アゥー」というのみで，意識がもうろうとし呂律も回らないようでした．直ちに救急車を呼びました．救急隊員が体を抱えると，右半身は「だらん」としていました．

　患者さんの家族から聞いたところ，数か月前の市民祭りの"健康チェック"コーナーで血圧を測定した際，「不整脈」の指摘がありましたが，自覚症状がないため放置していたといいます．

　また，数年前から近医に通院し，【処方1】を服用していました．家族が薬だけ取りに行くことが多く，本人はあまり受診していなかったといいます．

【処方1】
●アムロジピンベシル酸塩錠5mg　1回1錠　1日1回　朝食後

🔎このシートのポイント

●これは必ずチェックしよう
　①脳血管障害（脳卒中）の病型とその疫学
　②脳血管障害（脳卒中）の原因・危険因子
　③脳血管障害（脳卒中）の代表的な症状

●ここまで踏み込もう
　④脳血管障害（脳卒中）の診断
　⑤脳血管障害（脳卒中）の初期対応
　⑥虚血性脳卒中の臨床病型とその原因，病態，急性期治療について

●できれば知っておこう
　⑦意識障害の評価スケール

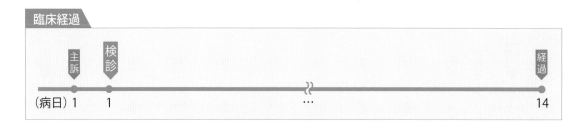

臨床経過

	主訴	検診		経過
(病日)	1	1	…	14

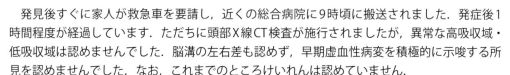

検査・診断

　発見後すぐに家人が救急車を要請し，近くの総合病院に9時頃に搬送されました．発症後1時間程度が経過しています．ただちに頭部X線CT検査が施行されましたが，異常な高吸収域・低吸収域は認めませんでした．脳溝の左右差も認めず，早期虚血性病変を積極的に示唆する所見を認めませんでした．なお，これまでのところけいれんは認めていません．

　その他の検査所見は以下のとおり．

【来院時身体所見】

　身長160 cm，体重75 kg（BMI 29.3），血圧176/92 mmHg，脈拍84/分 不整．名前を呼んでも目を開けず，かろうじて「アー」と声を出す程度．左手足に痛み刺激を与えると，顔をしかめる表情をして，左手足で払いのけるような動作をします．右手足に痛み刺激を与えても顔はしかめず，右手足は全く動かしません．

　貧血・黄疸なし．胸部聴診上，問題なし．頸部に血管雑音聴取せず．下腿浮腫なし．

　家族から聴取したところ，特記すべき既往はなく，高血圧症で内服以外の常用薬はないとのことでした．

【胸部レントゲンと生理検査】

　胸部レントゲンでは，軽度の心拡大を認めましたが肺野に異常は認めませんでした．心電図は心房細動．頸動脈超音波検査では血管狭窄を認めず．経胸壁心臓超音波検査では軽度の心機能低下を認めるものの，心腔内に血栓を認めませんでした．

【血液生化学検査】

　白血球9,300/μL，赤血球465万/μL，Hb 13.9 g/dL，血小板18.4万/μL，AST 24 U/L，ALT 29 U/L，T.Bil 0.8 mg/dL，Cr 0.9 mg/dL，BUN 10 mg/dL，UA 7.5 mg/dL，BS 133 mg/dL，HbA1c 5.7%，TG 156 mg/dL，LDL-C 128 mg/dL，HDL-C 45.5 mg/dL．

このシートのポイント

● これは必ずチェックしよう
　① 心房細動とは
　② 虚血性脳卒中急性期の血圧管理

● ここまで踏み込もう
　③ 血液凝固のメカニズムと抗血栓療法について
　④ 出血性脳梗塞とは

臨床経過

（病日）1　1　…　14
主訴　検診　経過

経　過

　t-PA（tissue plasminogen activator）の適応と判断され，経静脈投与されました．意識は清明となり，構音障害も改善しました．軽微な右片麻痺は残存しましたが，日常生活に大きな支障はなく，第14病日に独歩で退院しました．退院前に施行した経食道心臓超音波検査でも，心腔内血栓は認めませんでした．

　退院後は従来から服用のアムロジピンベシル酸塩錠に加え，【処方2】のようにワルファリンカリウム錠が追加処方されました．PT-INR（prothrombin time-international normalized ratio）は2.0前後で，ワルファリン関連有害事象もみられず問題なく過ごしています．

【処方2】
- アムロジピンベシル酸塩錠5 mg　1回1錠　1日1回　朝食後
- ワルファリンカリウム錠2 mg　　1回1錠　1日1回　就寝前

このシートのポイント

●これは必ずチェックしよう
　①抗凝固薬の作用機序と適正量のモニタリング
　②抗血小板薬の作用機序

●ここまで踏み込もう
　③脳塞栓症の原因としての心房細動の年齢別頻度
　④アスピリンジレンマとは
　⑤歯科治療で抜歯をすることになったとのことで，抗血栓薬の休薬・中止についてたずねられた際の対応は

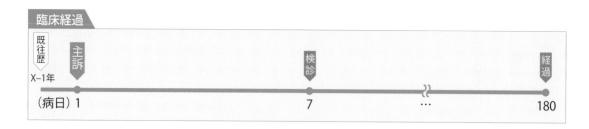

主　訴

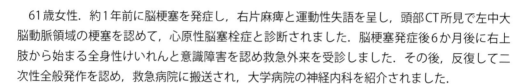

　61歳女性．約1年前に脳梗塞を発症し，右片麻痺と運動性失語を呈し，頭部CT所見で左中大脳動脈領域の梗塞を認めて，心原性脳塞栓症と診断されました．脳梗塞発症後6か月後に右上肢から始まる全身性けいれんと意識障害を認め救急外来を受診しました．その後，反復して二次性全般発作を認め，救急病院に搬送され，大学病院の神経内科を紹介されました．

　心房細動と高血圧の既往歴があり，【処方1】を服用中です．

【処方1】
- アムロジピンベシル酸塩錠5 mg　1回1錠　1日1回　朝食後
- ワルファリンカリウム錠1 mg　1回3錠　1日1回　朝食後

このシートのポイント

- これは必ずチェックしよう
  - ①本疾患の発作とは
- ここまで踏み込もう
  - ②本疾患の原因疾患
- できれば知っておこう
  - ③本疾患とひきつけ，けいれん，発作の違いは

臨床経過

既往歴
X–1年

主訴
検診
経過

（病日）1 　　　　　　　7 　　 … 　　180

検査・診断

　大学病院で受けた神経学的診察の結果と検査所見，診断，処方です．

【神経学的所見のまとめ】
　意識は清明．脳梗塞後遺症による右痙性片麻痺と運動性失語を認める．

【検査】
　頭部CT・MRI：左中大脳動脈域の陳旧性脳梗塞を認める．
　脳波(EEG)検査：発作間欠期の脳波は基礎律動に軽度の左右差を認め，左半球に軽度θ波が混入するが，明らかな棘波や棘徐波複合を認めない．

【診断】
　症候性てんかん，二次性全般発作．

【処方2】
●カルバマゼピン錠200 mg　1回1錠　1日3回　朝昼夕食後　28日分

☞このシートのポイント

●これは必ずチェックしよう
　①本疾患の診断に必要な検査とその治療は

●ここまで踏み込もう
　②カルバマゼピンの副作用は

●できれば知っておこう
　③本疾患治療薬の服用上の注意点は

臨床経過

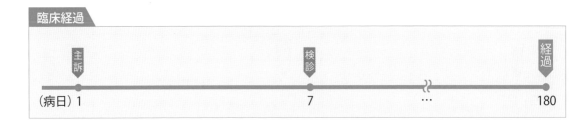

	主訴	検診	経過
(病日) 1		7	… 180

経　過

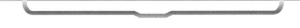

　大学病院の初診から6か月を経て，現在は外来に2か月に1度通院中です．

　内服を開始した当初は薬を飲み忘れることが多く，内服開始1か月後に家族で10日ほど旅行した時に薬を忘れて内服しないでいたところ旅行から戻った直後に，右上肢に限局した部分発作が起こりました．その翌日，大学病院に予約外で受診した時は，カルバマゼピンの血中濃度が低下していました．以後は，薬の飲み忘れがないように注意しており，カルバマゼピンの血中濃度も8μg/dLで安定しています．肝機能障害や血液検査には異常がありません．心原性脳塞栓症の再発予防のため，【処方1】を別の病院で処方されていますが，継続するように言われています．なお，INRは2.5前後で安定してコントロールされているということです．自動車の運転はやめておきましょうと言われています．

このシートのポイント

●これは必ずチェックしよう
　①本疾患治療薬の血中濃度とは

●ここまで踏み込もう
　②本疾患治療薬の薬剤相互作用は

●できれば知っておこう
　③本疾患と自動車運転

臨床経過

主訴　　　　　　　検診　　　　　　　経過

（病日）1　　　　　　　　　3　　…　　120

主　訴

　21歳，女子大学生．大学受験で忙しい頃，1週間に2～3度，激しい頭痛に悩まされていました．大学生になってから頭痛の頻度が減って，病院を受診することはありませんでした．最近，就職の準備で忙しく睡眠不足が続いています．この週末はゆっくり休んで日曜日の午後から友人と出かける予定でしたが，起床後しばらくしてから，目の前にきらきらしたものが見えて視野が欠け，その後，頭の左前方にズキズキと拍動する痛みが出現し，嘔気もひどくなり，友人との約束はキャンセルしてベッドで休みました．手足の麻痺や意識が悪くなるようなことはありませんでした．視野の異常は一過性で，5～10分程度で改善しました．頭痛も半日ほどベッドで休むと改善しました．月曜日に大学病院の神経内科を受診することにしました．

👉このシートのポイント

●これは必ずチェックしよう
　①本疾患の頭痛の特徴

●ここまで踏み込もう
　②慢性の反復する頭痛とは

●できれば知っておこう
　③頭痛を呈する疾患にはどのようなものがあるか

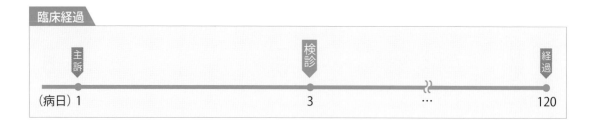

臨床経過

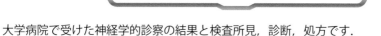

主訴	検診		経過
（病日）1	3	…	120

検査・診断

　大学病院で受けた神経学的診察の結果と検査所見，診断，処方です．

【神経学的所見のまとめ】
　明らかな神経学的異常所見を認めない．
　意識は清明．視野，眼底所見に異常はなく，脳神経，反射に異常は認めない．運動障害，感覚障害は認めない．四肢の協調運動障害を認めない．起立・歩行に異常を認めない．髄膜刺激徴候を認めない．

【検査】
　頭部CT・MRI・MRA：異常なし．

【診断】
　片頭痛（前兆を伴う片頭痛）．

【処方1】
　●ナラトリプタン塩酸塩錠2.5 mg　1回1錠　1日2回まで
　　（頓用　拍動性頭痛が出現したときに服用　10回分）

　　このシートのポイント
　●これは必ずチェックしよう
　　①本疾患の治療薬
　●ここまで踏み込もう
　　②トリプタン系薬剤を投薬する時の注意点
　●できれば知っておこう
　　③本疾患の種類

臨床経過

主訴	検診		経過
(病日) 1	3	...	120

経　過

　初診から6か月を経て，現在は外来に2か月に1度通院中です．

　ご本人の話では，【処方2】を生理の前後に服用するようになってから【処方1】はほとんど内服しないで済むようになったそうです．片頭痛の頻度を減らすように生活にも工夫をしているそうです．

【処方2】
●塩酸ロメリジン錠5 mg　1回1錠　1日2回　朝夕食後　28日分

このシートのポイント

●これは必ずチェックしよう
　①本疾患の再発予防薬（発作間欠期の治療）

●ここまで踏み込もう
　②本疾患の治療に使われる，その他の薬は

●できれば知っておこう
　③本疾患の頭痛発作の誘因にはどのようなものがあるか
　④本疾患の機序

臨床経過

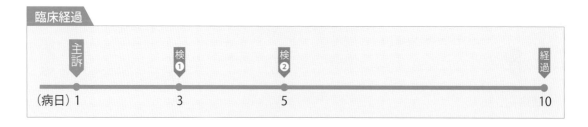

| （病日） | 主訴 1 | 検① 3 | 検② 5 | 経過 10 |

主　訴

　75歳，主婦．12年前から歩行障害，すくみ足，体の固さ，左上肢のふるえ，体動の遅さ（寡動）で近くの内科医で加療を受けてきました．3年前から薬の効きの悪くなって動けなくなる時間帯がみられるようになりました．薬剤を1錠内服すると動けるようになります．1週間前に脱力感と下肢の重さが強くなり，主治医に内服を増量してもらったところ2日前から体が勝手にくねくねと大きく動く状態となり，起立歩行，衣服の着脱や食事もままならなくなり当院へ紹介となりました．写真は体が勝手に動く不随意運動を提示しています．担当医は増量した内服をもとに戻して薬剤調節を開始しました．

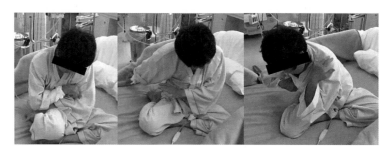

このシートのポイント

● これは必ずチェックしよう
　① 不随意運動、とくに細かいふるえ（振戦）が診られたときはどんな疾患が考えられるか
　② どのような随伴症状がみられるか

● ここまで踏み込もう
　③ 家族歴のある不随意運動疾患はあるか

臨床経過

主訴	検①	検②	経過
(病日) 1	3	5	10

検査・診断①

　主治医は薬剤を元の内服に戻したことでとりあえず，大きな不随意運動はなくなりましたが，動きの悪い時間，四肢の振戦はときどきみられ ADL は低下していました．そこで画像診断で評価を行いました．頭部 MRI のニューロメラニン画像を提示しています．

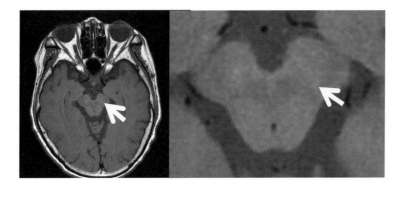

☞このシートのポイント

●これは必ずチェックしよう
　①本疾患の病態はなにか．病態を反映できる画像検査が出現してきた

●ここまで踏み込もう
　②本疾患の病理所見を述べよ

●できれば知っておこう
　③本疾患は完治できるか

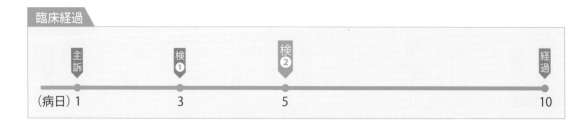

症例 4

臨床経過

| （病日） 1 | 3 | 5 | | 10 |

主訴　検① 検② 経過

検査・診断②

　主治医は診断を確定するために，もうひとつの画像検査（線条体ドパミントランスポーター脳血流シンチグラフィーのDAT SPECT）を行いました．

（左：本例，右：正常コントロール）

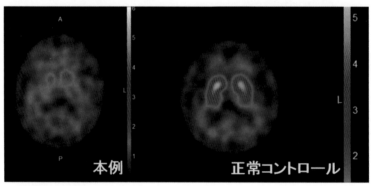

Specific Binding Ratio（SBR）

本例：右1.95　左1.98

正常コントロール：右5.27　左5.45

このシートのポイント

●これは必ずチェックしよう
　①DAT SPECTはどんな画像検査か
　②評価の方法と意味は
　③正常と異常の境界は

●ここまで踏み込もう
　④DAT SPECTで異常となる疾患を列挙せよ

●できれば知っておこう
　⑤DAT SPECTで異常がでればすぐ診断可能か

— 14 —

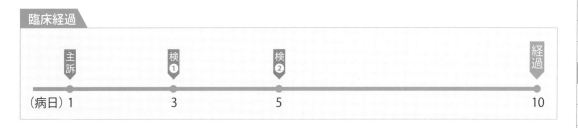

経　過

　　主治医は「レボドパ誘発性のジスキネジア不随意運動」と診断し，薬剤調整のため入院としました．L-DOPA（カルビドパ配合剤）を1日700 mgから500 mgまで減量し，ドパミン作動薬のロピニロール徐放剤を8 mgから6 mgに減量しました．加えて，ゾニサミドを25 mgから50 mgに増量としました．これにて不随意運動は改善し起立歩行がスムースになりました．

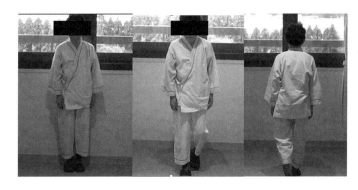

🔍このシートのポイント

● これは必ずチェックしよう
　①エビデンスおよび保険適用のある治療薬

● ここまで踏み込もう
　②本疾患治療薬にはどのような種類と効果があり，選択アルゴリズムはどのように考えるか

● できれば知っておこう
　③ジスキネジアとは何か
　④ジスキネジアの治療はどうするか

臨床経過

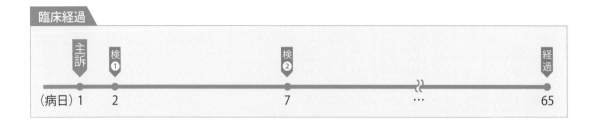

主訴	検①		検②		経過
（病日）1	2		7	…	65

主　訴

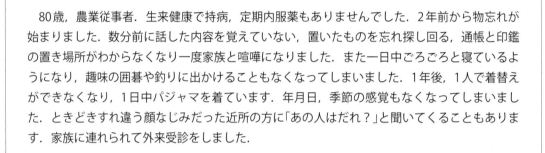

　80歳，農業従事者．生来健康で持病，定期内服薬もありませんでした．2年前から物忘れが始まりました．数分前に話した内容を覚えていない，置いたものを忘れ探し回る，通帳と印鑑の置き場所がわからなくなり一度家族と喧嘩になりました．また一日中ごろごろと寝ているようになり，趣味の囲碁や釣りに出かけることもなくなってしまいました．1年後，1人で着替えができなくなり，1日中パジャマを着ています．年月日，季節の感覚もなくなってしまいました．ときどきすれ違う顔なじみだった近所の方に「あの人はだれ？」と聞いてくることもあります．家族に連れられて外来受診をしました．

このシートのポイント

●これは必ずチェックしよう
　①認知症疾患が疑わしいがどんな疾患が考えられるか
　②どのような高次脳機能障害がみられるか

●ここまで踏み込もう
　③家族歴のある認知症疾患はあるか

臨床経過

主訴 検① 検② 経過

(病日) 1　2　　　　　　　7　　　　…　　　　65

検査・診断①

　神経内科外来を受診しました．主治医はさっそく記憶テストを施行しました．その結果，長谷川式簡易知能評価スケール改訂版（HDS-R）8点，Mini-Mental State Examination（MMSE）13点と大きく低下しており認知症の状態であることが判明しました（両方とも30点満点）．

　内容：計算×

　　　　年月日，曜日×

　　　　図形模写×

　　　　3語【桜，猫，電車】の想起×

　　　　立方体図形の模写，時計の描画（左は主治医，右は患者さん）の結果を提示します．

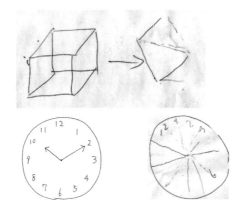

🔖このシートのポイント

●これは必ずチェックしよう

　　①記憶テストの点数から何がいえるか

●ここまで踏み込もう

　　②記憶障害はどの時期についてみられるか

●できれば知っておこう

　　③時計描画試験（Clock Drowing Test: CDT）から何がいえるか

臨床経過

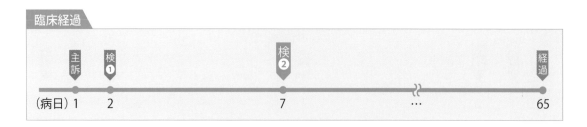

主訴	検①	検②	経過
(病日) 1	2	7 ...	65

検査・診断②

画像検査を行いました．頭部MRI（単純T1強調，冠状断画像）を提示します．

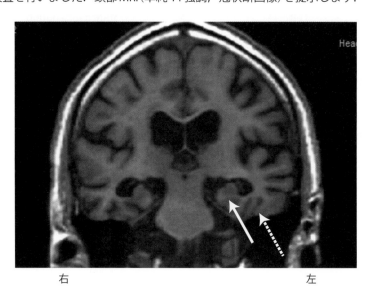

右　　　　　　　　　　　　　　　　左

このシートのポイント

● これは必ずチェックしよう
　①本MRI画像から鑑別できる疾患は何か

● ここまで踏み込もう
　②MRIに加え，どのような検査が考えられるか

● できれば知っておこう
　③早期診断が可能となる画像検査法は何か

臨床経過

主訴 | 検❶ | 検❷ | 経過

（病日）1　2　　　　　　7　　…　65

経 過

　主治医は「アルツハイマー型認知症」と診断し，抗コリンエステラーゼ阻害剤のガランタミンの投与を開始しました．1日4mgで投与を開始，2週後に8mg，4週後の16mgまで増量しました．その結果，長谷川式は8点から12点，MMSEは13点から15点へ改善しました．日々の生活に少し活気がでてきて，孫と温泉に行くようになったこと，孫の野球試合を観に行き，スコアを家に帰って伝えることができた，といった変化がみられました．

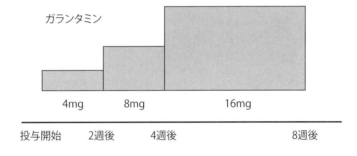

ガランタミン

4mg　　8mg　　16mg

投与開始　2週後　4週後　　8週後

🔎このシートのポイント

●これは必ずチェックしよう
　①エビデンスおよび保険適用のある治療薬にはどのようなものがあるか

●ここまで踏み込もう
　②4種類の抗認知症薬はどのような効果があり，選択アルゴリズムはどのように考えるか

●できれば知っておこう
　③家族や本人に子どもや孫に遺伝するかと聞かれた場合，どのように答えるか

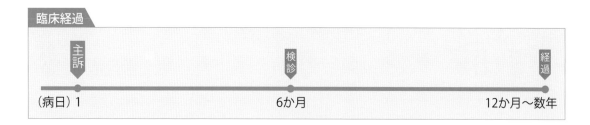

臨床経過

主訴	検診	経過
(病日) 1	6か月	12か月〜数年

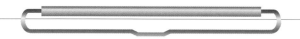

主　訴

【現病歴】

　26歳女性．独身．半年程前より，「マンションの隣人から『おまえが悪い』『死ねばいい』といった，自分を非難する声が聴こえる」と訴えるようになりました．母親に「そのような声は聞こえない」と言われても頑なに受け入れず，部屋の壁に向かって独り言を言ったり，「うるさい」と叫んだりすることもありました．その後も様子は変わらず，自室に引きこもりがちになりました．今回，マンションの隣人の部屋に怒鳴り込みに行こうとして部屋を飛び出したところを母親に取り押さえられました．本人は，「自分はどこも悪くない．悪いのは隣人で，病院に行く必要はない」と話しましたが，母親に説得され，精神科病院外来を受診しました．

【既往歴】

　24歳時に糖尿病を指摘されたことがある．

【家族歴】

　父親が精神科に通院中．本人が19歳時に両親が離婚したため，父親とはたまに連絡を取る程度．現在は，母親と2人暮らし．兄がいるが，結婚後，海外在住で音信はあまりない．

【生活歴】

　同胞2名中第2子．成長発達は特に問題なし．地元の小・中学校を卒業後，自宅近くの大学へ進学したが中退．その後はアルバイトをしましたが，長くは続かず転々としていました．ここ半年はアルバイトもせず無職．24歳頃，内科を受診した際に糖尿病を指摘されましたが，通院はしていません．内気で神経質な性格で，あまり友人も多くありませんでした．機会飲酒で，タバコは1日10本程度．違法薬物使用歴なし．

🔍このシートのポイント

●これは必ずチェックしよう
　①本疾患の原因として考えられている説
　②陽性症状，陰性症状とは

●ここまで踏み込もう
　③脆弱性ストレスモデルとは
　④本疾患の遺伝リスク

臨床経過

主訴 —— 検診 —— 経過

| （病日）1 | 6か月 | 12か月〜数年 |

検査・診断

【来院時身体所見】

身長156 cm，体重72 kg.

【精神・神経所見】

意識は清明．礼節は保たれ，失見当識はありません．神経学的所見に異常はありません．「自分にはどこも悪いところはない」といいます．しかし，「このままでは隣人から殺されてしまう」「隣人に考えが筒抜けになっている」「テレビで自分のことが報道されている」と意味不明のことを話します．

【検査所見】

〈血算〉特記事項なし．

〈血清生化学〉総蛋白，肝機能，腎機能，電解質に特記事項なし．血糖値149 mg/dL，HbA1c 6.8%，梅毒検査は陰性，甲状腺機能正常．

〈髄液検査〉特記事項なし．

〈生理検査〉心電図正常，脳波は徐波が散発性に混入する以外異常なし．

〈画像〉胸部レントゲン，頭部MRIいずれも特記事項なし．

【処方】

●アリピプラゾール錠6 mg　1回1錠　1日1回　夕食後

☞このシートのポイント

●これは必ずチェックしよう

①定型抗精神病薬と非定型抗精神病薬の違い

②抗精神病薬の副作用

③糖尿病に禁忌の抗精神病薬

●ここまで踏み込もう

④症状からみた治療薬の選択法

⑤急性期で服薬を拒否する時の対応

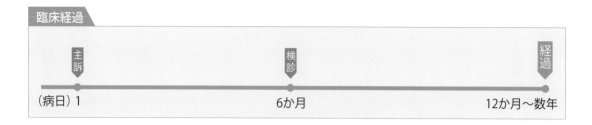

主訴 ——————————————— 検診 ——————————————— 経過

（病日）1　　　　　　　　　　　　6か月　　　　　　　　　　12か月〜数年

経　過

　医師の診察の結果，入院治療が必要と判断され，母親の同意を得て医療保護入院となりました．入院後，薬物療法を開始し，徐々に漸増したところ症状は改善し，支離滅裂な言動や独り言は減ってきました．入院前の症状を振り返ることもできるようになったため，疾病教育を行い，治療継続の重要性を説明しました．入院して1か月半ほどした頃，「じっとしていられず，歩き回ってしまう」という訴えが出現しましたが，抗パーキンソン病薬を投与したところ改善を認めました．母親同伴で外出や外泊へ行きましたが症状の悪化を認めなかったため，本人の同意を得て，医療保護入院から任意入院へ切り替えました．その後は単独で病院の外を散歩をしたり，近くの図書館へ行ったりしていましたが，病状は安定していました．それから2週間ほどして退院し，退院後は外来通院を継続しています．

　しばらくは症状の再燃もなく，睡眠や生活リズムも問題ないと話していました．近所を散歩することを日課にしており，体重も少しずつ減ってきたと喜んでいました．本人とも相談しつつ薬の量を少しずつ減量していきましたが，病状は安定していました．ある程度まで薬を減量した状態でしばらく継続していましたが，ある日，母親同伴で受診し，「本人がまた『隣の人から狙われている感じがする』と言っている」と訴えました．本人に服薬状況について確認すると，「最近は体調もよくなってきたため，時々飲み忘れてしまう」，「服薬を中断することのリスクはわかっているが，どうしても飲み忘れることがある」と語ったため，本人・母親とも相談し，持効性注射剤を導入することにしました．

このシートのポイント

● これは必ずチェックしよう
　① 本疾患の長期予後
　② 服薬アドヒアランス不良な患者に対する対応
● ここまで踏み込もう
　③ 精神疾患患者の入院形態と社会復帰
　④ 病気の経過で，薬の処方はどのように変化するか

臨床経過

主訴　検診　　　　　　　　　　　　　　　　　経過

（病日）1　　　2か月　　　…　　　　　　6〜12か月

主　訴

　36歳男性．2年前より現在の会社に勤務しており，周囲からも頼られる存在でした．半年ほど前に昇進し，本人もこれまで以上に仕事に力を入れるようになりました．しかし，業務時間が長くなり，終電近くまで働いていることも多くなりました．タバコの本数が増え，イライラして部下に感情的な発言をしてしまうことも出てきました．2か月ほど前より，メールの内容や同僚の発言が理解できないという症状が出現するようになりました．気持ちが沈みがちで作業効率も悪くなり，業務に支障をきたすようになりました．また，この頃より不眠や食欲低下も出てくるようになり，朝起きられず遅刻が目立つようになりました．上司の勧めで近くの内科クリニックを受診したところ，睡眠薬を処方されました．睡眠薬の服用で睡眠は多少とれるようになったものの，朝起きづらくなったためにやめてしまいました．その後も症状が改善しないため，今回，精神科受診となりました．

【生活歴】

　同胞3名中第1子．出生生育で特に問題なし．高校卒業後，オーストラリアの大学を卒業しました．帰国後は，インターネット広告の会社で勤務を開始しました．2年前より，現在の会社へヘッドハンティングされ転職しました．実家は隣町で，現在は一人暮らし．アルコールは好きで飲み会では深酒をすることもありましたが，常飲はしていません．タバコは1日20本程度．違法薬物使用歴なし．

【既往歴】

　高血圧を指摘されているが，内服はしていない．

【家族歴】

　特記事項なし．

🖐このシートのポイント

●これは必ずチェックしよう

①本疾患の疫学

②本疾患の臨床症状

●ここまで踏み込もう

③気分障害の分類と特徴

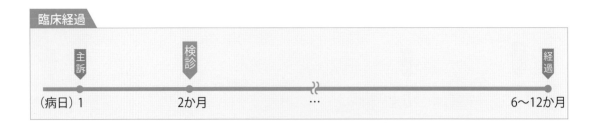

臨床経過

主訴 / 検診 / 経過

| （病日）1 | 2か月 | … | 6〜12か月 |

検査・診断

【来院時身体所見】

　身長174 cm，体重63 kg（1か月前は67 kg）．血圧が145/84 mmHgと高い以外は，バイタルサインには特記事項なし．身体所見で特記事項なし．

【精神・神経所見】

　意識は清明．礼節は保たれ，失見当識なし．神経学的所見に異常はなし．抑うつ気分，意欲低下，不安感，睡眠障害，食欲低下を訴えていました．もともとは，趣味で週末にサイクリングへ行っていましたが，最近はやる気が出ないと話しました．希死念慮は否定しました．これまで，明らかな躁エピソードはありません．

【検査所見】

　〈血算〉特記事項なし．

　〈血清生化学〉総蛋白，肝機能，腎機能，電解質，血糖値に特記事項なし．甲状腺機能異常なし．

　〈生理検査〉心電図に異常なし．QT延長なし．

　〈画像〉胸部レントゲン，頭部CTいずれも特記事項なし．

【処方】

- エスシタロプラムシュウ酸塩錠10 mg　1回1錠　1日1回　夕食後
- エスゾピクロン錠2 mg　1回1錠　1日1回　不眠時
- アルプラゾラム錠0.4 mg　1回1錠　1日1回　不安時

このシートのポイント

- これは必ずチェックしよう
　①本疾患治療薬の種類

- ここまで踏み込もう
　②本疾患治療薬の副作用

臨床経過

主訴	検診		経過
(病日) 1	2か月	…	6〜12か月

経　過

　受診時，うつ病と診断され，しばらく仕事を休職して実家で療養することになりました．抗うつ薬を開始して2〜3日してから嘔気が出現し，ますます食欲が低下してしまったと話していましたが，ドンペリドンを頓用し，症状は改善を認めました．不眠や不安感については頓服薬にて改善を認め，本人も効果を実感しましたが，抑うつ気分や意欲低下はなかなか改善しませんでした．また，本人は「自宅にいても会社のことが気になって気が休まらない」と訴えていたため，自宅では仕事のことから離れてゆっくりするようその都度アドバイスを行いました．エスシタロプラムを最大20 mgまで増量しましたが，依然として意欲の低下は続いていたため，1か月ほど継続した後，ミルタザピンへ切り替えを行っていくことにしました．エスシタロプラムは漸減中止し，ミルタザピンを最大45 mgまで漸増しました．この過程で睡眠薬は使用しなくとも睡眠はとれるようになりました．抑うつ気分は徐々に改善を認め，治療開始から2か月半ほどした頃からは，「最近は外出する気になって，近所に1日1回散歩へ出ています」と話していました．その状態が2週間程度続いていたため，本人より会社へ復帰したいと話すようになりました．産業医とも面談して数週間の通勤練習を行い，治療開始から4か月ほど経って会社に復職を果たしました．当初は残業はせずに勤務を続けていました．その後，時折不眠や抑うつ気分を訴えることはあったものの，欠勤や遅刻することなく出勤できていました．治療開始してから1年ほどして抗うつ薬を終了し，治療は終結となりました．

このシートのポイント

● これは必ずチェックしよう
　① 本疾患の経過

● ここまで踏み込もう
　② 本疾患の自殺の現状

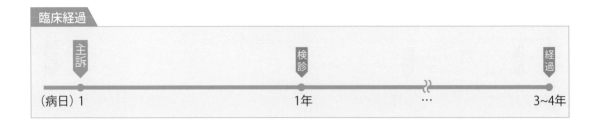

臨床経過

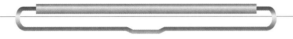

主訴		検診		経過
（病日）1		1年	…	3～4年

主　訴

　52歳女性．3年ほど前より，動悸や過呼吸などの症状が出現して電車やエレベーターに乗れないと家族に訴えるようになりました．2年前より，かかりつけの内科クリニックより，エチゾラムを不安時の頓服として処方されるようになりました．不安を和らげる効果はそれなりに実感していたものの，内服後に眠気が強く出ることに困っていました．しかし，やめるのが不安で，1日に2錠をほとんど定期的に内服していました．数か月前からは，子どもとのいさかいでストレスが強くなると，動悸を強く自覚するようになりました．1週間ほど前，スーパーからの帰り道に突然動悸がして息が詰まるような感じがあったため，子どもに迎えに来てもらいました．それ以後，日常的に不安を強く自覚するようになり，友人にメールを打つのも集中してうまくできず，動悸や過呼吸がまた出ることが不安で一人で外出することも難しくなりました．かかりつけの内科に相談しましたが，「精神科で診てもらった方がよい」と言われ，精神科に受診となりました．

【生活歴】
　同胞2名中第1子．成長発達で特に異常なし．文系大学卒業後は商社の事務職として2年間勤務した後，結婚を機に退職．パートをしていた時期もありましたが，現在は専業主婦．夫，子ども2人との4人暮らし．もともと神経質で几帳面な性格．飲酒，喫煙はしていません．違法薬物使用歴なし．

【既往歴】
　特記事項なし．

【家族歴】
　特記事項なし．

このシートのポイント

●これは必ずチェックしよう
　①本疾患の疫学
　②本疾患の分類

●ここまで踏み込もう
　③本症例は②のうち，いずれに該当するか
　④本症例の主な症状

臨床経過

主訴 — 検診 — 経過

（病日）1 ········ 1年 ········ … ········ 3～4年

検査・診断

【来院時身体所見】

　身長155 cm，体重50 kg．バイタルサインや身体診察上は特記事項なし．

【精神・神経所見】

　初診時，身なりは整い，疎通性良好．動悸や過呼吸などの症状を発作的に繰り返すため生活に支障が出て困っていると語りました．幻覚妄想などの異常体験や抑うつ気分の持続は認めていません．

【検査所見】

　〈血算〉特記事項なし．

　〈血清生化学〉総蛋白，肝機能，腎機能，電解質，血糖値に特記事項なし．甲状腺機能正常．

　〈生理検査〉心電図に異常なし．

　〈画像〉胸部レントゲン，頭部CTいずれも特記事項なし．

【処方】

●塩酸セルトラリン錠25 mg　　1回1錠　1日1回　夕食後
●ロラゼパム錠0.5 mg　　　　　1回1錠　不安時

このシートのポイント

●これは必ずチェックしよう
　①本疾患に有効な薬物療法

●ここまで踏み込もう
　②ベンゾジアゼピン系抗不安薬の併用療法
　③抗不安薬の減量の方法

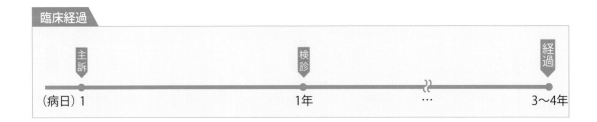

臨床経過

経　過

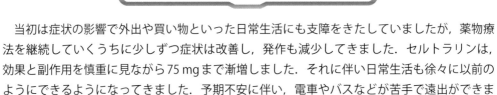

　当初は症状の影響で外出や買い物といった日常生活にも支障をきたしていましたが，薬物療法を継続していくうちに少しずつ症状は改善し，発作も減少してきました．セルトラリンは，効果と副作用を慎重に見ながら 75 mg まで漸増しました．それに伴い日常生活も徐々に以前のようにできるようになってきました．予期不安に伴い，電車やバスなどが苦手で遠出ができませんでしたが，活動範囲を広げたいという気持ちが強く，「電車やバスにも頑張って乗りたい」と希望があったため，徐々に行動範囲を広げていけるように行動療法も行うことにしました．当初は，近所にしか出かけることができませんでしたが，徐々に行動範囲が広がり，交通機関を利用して，以前よりも遠くにでかけることができるようになってきました．

　最近は，買い物も一人で行けるようになり，動悸や過呼吸も落ち着いています．抗不安薬の頓服も，ほとんど使用せずに済んでいます．

このシートのポイント

● これは必ずチェックしよう
　①本疾患の予後

● ここまで踏み込もう
　②ベンゾジアゼピン系薬の常用量依存

● できれば知っておこう
　③ベンゾジアゼピン系薬による常用量依存を回避するためのポイント

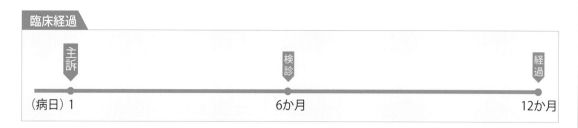

臨床経過

主訴 → 検診 → 経過

(病日) 1 　　　　　6か月 　　　　　12か月

主　訴

　85歳女性．60歳の頃から高血圧の診断で降圧薬の内服を始め，血圧のコントロールは良好でした．半年ほど前から運動と関係なく月に1回程度の動悸を感じるようになりましたが，外来での心電図検査では異常は認められませんでした．徐々に動悸の頻度が多くなり，最近は週に1～2回程度になったため，精査目的で入院となりました．検査は，24時間の心電図モニター，心エコー，負荷心電図などを予定しました．既往歴は高血圧がありますが，糖尿病，虚血性心疾患などはなく，飲酒や喫煙の習慣もありません．

外来受診時心電図

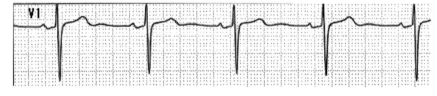

🐾このシートのポイント

●これは必ずチェックしよう
　①心電図波形の名称と意味
　②動悸の性状と鑑別
●ここまで踏み込もう
　③頻脈性不整脈の種類
　④心房細動のリスク因子

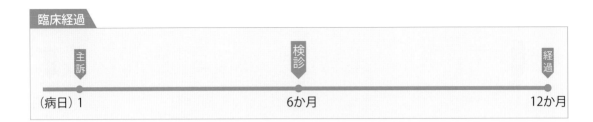

臨床経過

主訴	検診	経過
(病日)1	6か月	12か月

検査・診断

　入院時の心電図は洞調律でした．心エコー検査では僧帽弁逆流症を認めますが，左心機能は保たれています．心電図モニターによる24時間の心電図チェックでは，胸部圧迫感を伴う頻脈発作(110/min)を認め，発作性心房細動の所見でした．ピルシカイニド100 mgの内服を行い，約2時間後に洞調律に戻り，その後は発作もありません．心房細動の持続時間と回数が少ないので，ピルシカイニドの頓用で経過観察となりました．抗凝固療法は，CHADS2スコアが2点なので，ダビガトラン220 mg/日を開始しています．

心房細動の心電図

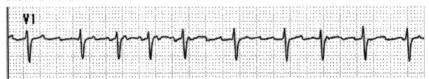

【処方1】

- ●アゼルニジピン錠20 mg　1回1錠　1日1回　朝食後
- ●バルサルタン錠80 mg　1回1錠　1日1回
- ●ビソプロロールフマル酸塩錠5 mg　1回1錠　1日1回
- ●ダビガトランエテキシラートメタンスルホン酸塩カプセル110 mg　1回1カプセル　1日2回
- ●ピルシカイニド塩酸塩水和物錠50 mg　1回2錠　頓用

このシートのポイント

- ●これは必ずチェックしよう
  - ①心房細動の病態
  - ②基本的な治療方針

- ●ここまで踏み込もう
  - ③CHADS2スコアによる抗凝固療法の適応

臨床経過

主訴 ● 検診 ● 経過 ●

（病日）1　　　　　　　　　　6か月　　　　　　　　　12か月

経　過

　半年間は自覚症状もなく良好に経過しましたが，朝食後に意識が遠のくといった症状を感じるようになりました．外出先でトイレに行ったとき再び同じ症状があり，救急搬送となりました．来院時は心房細動でピルシカイニドの静注で除細動を行い，ピルシカイニドの内服で再発予防を開始しました．しかし，夜間を中心に30～40/分の徐脈がみられたため，ビソプロロールを中止しましたが，発作性心房細動の停止時に5～8秒の心静止を認めました．洞機能不全症候群と診断し，ペースメーカー植え込み術を施行しました．その後は持続性心房細動に移行しましたが，ピルシカイニドなどの第一選択薬ではレートコントロールが不良でした．ベプリジルの内服でコントロール可能となり，その後の経過は良好です．

ペースメーカー植え込み後の心電図

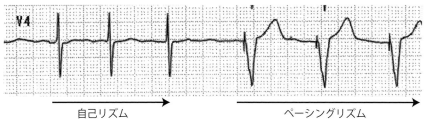

自己リズム　　　　　　　　ペーシングリズム

【処方2】
- ベプリジル塩酸塩水和物錠50 mg　　1回1錠　　1日2回
- ビソプロロールフマル酸塩錠5 mg　　1回1錠　　1日1回
- ダビガトランエテキシラートメタンスルホン酸塩カプセル110 mg　　1回1カプセル　　1日2回

このシートのポイント

●これは必ずチェックしよう
①ペースメーカー植え込み術の適応疾患
②レートコントロールの目標
③Naチャネル阻害薬無効例の対応

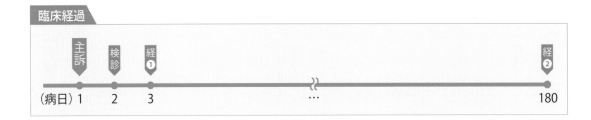

臨床経過

主訴　検診　経①　　　　　　　　　　　　経②

（病日）1　2　3　…　180

主　訴

　　57歳男性，会社役員.

【主訴】

　　労作時の胸痛.

【現病歴】

　　約6か月前より，重たいものを運んだり軽く走ったりする際に前胸部の締めつけられる感じ
を自覚するようになりました. 症状は1週間に1回程度で，体動時のみに症状が出現し，安静
にするとおよそ5分で改善しました. 同様の症状が続くため心配になり循環器科外来を受診.
外来での12誘導心電図に安静時のT波平坦化を認め，負荷心電図で運動時のST変化を認めたた
め入院精査となりました. 心臓エコー検査では心機能に異常を認めませんでした. なお毎年春
に会社の健康診断があり，10年ほど前より高血圧，高脂血症を指摘されていましたが無治療で
放置していました.

【既往歴】

　　虫垂炎（12歳）.

【家族歴】

　　父：脳梗塞，高血圧，祖父：心筋梗塞，高血圧.

【生活習慣】

　　会社の役員で月の約半分は出張. 不規則な生活で食事は外食が多く，また運動習慣もほとん
どありませんでした. 喫煙習慣20本/日（37年間），飲酒は1日ビール500 mLに焼酎水割り2杯.

このシートのポイント

● これは必ずチェックしよう

　①胸痛をきたす疾患にはどのようなものがあるか

　②本疾患の種類について考えてみよう. 特に安静時，労作時に起きる狭心症の分類，胸
　　痛の起きる閾値（起きやすさ）による狭心症の分類，また狭心症と心筋梗塞の違いにつ
　　いて

　③本疾患のリスクファクターにはどのようなものがあるか.

● ここまで踏み込もう

　④本疾患の診断方法

● できれば知っておこう

　⑤本疾患から心筋梗塞への進展メカニズム

臨床経過

主訴　検診　経❶　　　　　　　　　　　　　　　　　経❷

（病日）　1　　2　　3　　　…　　　180

検査・診断

【入院時身体所見】

　身長162 cm，体重72 kg，BMI 27.4，腹囲85 cm，血圧145/82 mmHg，心拍数72回/分.

　血液検査所見：LDL-C 165 mg/dL，HDL-C 42 mg/dL，TG 138 mg/dL，FPG（空腹時血糖）118 mg/dL，HbA1c 5.8 %，AST 21 IU/L，ALT 42 IU/L，LDH 165 IU/L，CPK 142 IU/L，CK-MB 5.5 ng/mL，心筋トロポニンT陰性，SCr 0.81 mg/dL，BUN 23 mg/dL.

　入院後，冠動脈造影検査にて左冠動脈前下行枝の90%狭窄が認められたため，安定狭心症の診断のもと責任冠動脈に対して薬剤溶出製ステントを留置しました.

　安定狭心症が疑われていたため，カテーテル治療1週間前より，以下の処方を服用.

【処方1】

●アスピリン錠100 mg　1回1錠　1日1回　朝食後
●クロピドグレル硫酸塩錠75 mg　1回1錠　1日1回　朝食後

　また入院後血液検査所見上，高LDL-C血症を認め，入院後も高血圧が持続したため以下の薬剤も追加処方されました.

【処方2】

●ロスバスタチンカルシウム2.5 mg　1回1錠　1日1回　夕食後
●ニフェジピン徐放錠20 mg　1回1錠　1日1回　朝食後

🐾このシートのポイント

●これは必ずチェックしよう
　①冠動脈形成術の種類と合併症
　②冠動脈形成術後の抗血小板剤の必要性（エビデンス）
　③冠動脈形成術後に用いる抗血小板剤の種類

●できれば知っておこう
　④本疾患リスクファクターの管理目標（二次予防，再発予防として）

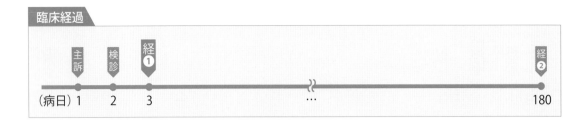

臨床経過

(病日) 1　2　3　…　180
主訴　検診　経①　経②

経　過①

　カテーテル治療による急性期の合併症もなく，治療2日後に無事退院．以降日常生活において胸痛の出現は認めていません．また食生活を大幅に見直し，脂質の多い食べ物はできるだけ控えて，野菜・魚中心の食事を心がけています．さらに1日1万歩を目標に運動療法も行っています．退院2週間後に外来受診．血液検査ではLDL-C 98 mg/dL，HDL-C 45 mg/dL，TG 98 mg/dL，FPG 109 mg/dL，HbA1c 5.7 %，AST 19 IU/L，AST 28 IU/L，LDH 163 IU/L，CPK 132 IU/L，SCr 0.81 mg/dL，BUN 23 mg/dLと抗血小板薬による肝機能障害，スタチンによる横紋筋融解症も認めず，退院時と同様の処方を継続しています．

このシートのポイント

●これは必ずチェックしよう
　①代表的な抗血小板薬の副作用
　②スタチンによる副作用

●できれば知っておこう
　③抗血小板薬の作用メカニズム

臨床経過

```
          主    検    経①                    経②
          訴    診
(病日) 1    2    3          …              180
```

経　過②

　退院6か月後，検査のため入院．心臓カテーテル検査ではステント内に有意な再狭窄は認められず，また心機能も良好でした．血液検査上も肝機能，腎機能含め問題はありませんでした．しかしときどき胃部不快を感じており，胃カメラを行ったところ潰瘍性病変を指摘され，組織生検を勧められました．抗血小板薬2剤服用下での組織生検が可能かどうか相談のため再度外来受診されました．

👉このシートのポイント

●これは必ずチェックしよう
　①冠動脈治療後の遠隔期に起こりうるステント内再狭窄の病態
　②抗血小板薬内服下での内視鏡生検について

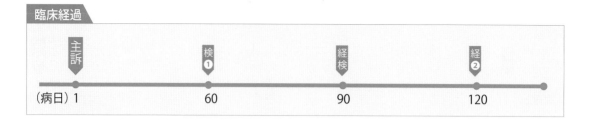

臨床経過

主訴 | 検① | 経検 | 経②
(病日) 1　　　　　60　　　　　90　　　　　120

主　訴

　東北地方に住んでいる50歳代男性．生来健康で特記すべき既往歴や入院歴もなく毎年欠かさず検診を受診しています．この数年で血圧値が少しずつ上昇傾向になり，昨年は正常上限程度でしたが今年初めて検診で血圧高値と判定されました．自覚症状はありませんでしたが，母親も同じくらいの年齢から高血圧を指摘されて降圧剤を開始したことを記憶していたので，高血圧を心配して夏季休暇中に近医を受診しました．

　来院時診察時血圧は142/86 mmHgと軽度高値でしたが，糖尿病や脂質異常はなく，心電図正常，胸部レントゲン写真でも心拡大の所見はありませんでした．

　血圧手帳を渡し家庭血圧計を用いた朝と夕方2回の血圧測定を指導しました．また，2次性高血圧の可能性を考慮して血液検査を行いました．生活指導として食事指導で塩分摂取が過剰になっていないかを確認し，味噌汁やラーメンのスープは飲み干さないように指導し，2か月間経過観察としました．

このシートのポイント

●これは必ずチェックしよう
　①診察時血圧とリスク評価を確認
　②リスク評価ごとの降圧目標を確認
●ここまで踏み込もう
　③わが国の塩分摂取量の推移と目標値
　④本疾患患者への生活指導

臨床経過

```
       主訴        検①        経検        経②
(病日) 1         60         90        120
```

検査・診断①

　2か月後に来院したときの診察時血圧は138/82 mmHgと正常範囲でしたが，家庭血圧測定では朝の収縮期血圧は150 ～ 160 mmHgと高値を認め，時々 160 mmHg以上になることもありました．夕方の血圧は140 ～ 150 mmHg程度のことが多く朝よりは低めでした．関連する身体所見および血液検査結果は以下のとおりでした．

【身体所見】身長176 cm，体重68 kg，BMI 22．この数年間，おおむね体重変化なし．

　腹部の聴診で腎血管のブルイ（高調な雑音）は聴取なく腎エコーでも狭窄なし．

【血液データ】カリウム4.1 mEq/L，カルシウム9.0 mg/dL，アルドステロン（PAC） 96 pg/dL，レニン活性（PRA） 1.0 ng/mL/hr，アルドステロン（PAC）/レニン活性（PRA） 96，カテコラミン（アドレナリン，ノルアドレナリン，ドーパミン）正常値，腎機能（BUN，クレアチニン）に異常を認めず，甲状腺機能も正常でした．

　上記血液検査では特に異常を認めず，2次性高血圧も否定的でした．診察時血圧よりも家庭血圧が高い仮面高血圧である可能性を考えて，以下の降圧薬が処方されました．

【処方1】
●アムロジピンベシル酸塩錠5 mg　1回1錠　1日1回　朝食後　28日分

このシートのポイント

●これは必ずチェックしよう
　①2次性高血圧の鑑別疾患とそのスクリーニング検査項目
　②家庭血圧と診察時血圧との比較
●ここまで踏み込もう
　③降圧薬の第1選択薬

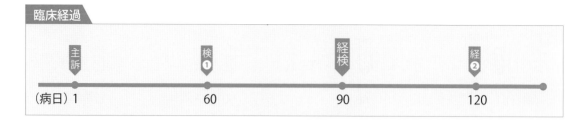

臨床経過

（病日）1　　　　　　60　　　　　　90　　　　　　120

主訴　　検①　　経検　　経②

経過①・検査②

　　処方された降圧剤を1か月間ほど続けたところ，診察時血圧は134/78 mmHgまで低下しました．一方，家庭血圧測定の結果は，朝の収縮期血圧は150 mmHg台，拡張期血圧は80 mmHg台と依然として高めでしたが，夕方の収縮期血圧は130 mmHg台，拡張期血圧は70 mmHg台と降圧効果が確認できました．仮面高血圧の原因として，早朝高血圧あるいは夜間高血圧の可能性を考えて24時間自由行動下血圧測定（ABPM）を行いました．

【処方2】
●アムロジピンベシル酸塩錠5 mg　1回1錠　1日1回　朝食後　28日分

🔍このシートのポイント

●これは必ずチェックしよう
　①仮面高血圧と白衣高血圧の特徴
●ここまで踏み込もう
　②早朝高血圧の特徴とその治療方法

臨床経過

主訴	検①	経検	経②
（病日）1	60	90	120

経　過②

　24時間血圧測定では，昼間血圧の平均が128/78 mmmHg，夜間血圧の平均が126/76 mmHgであり，昼と夜の血圧値に差が認められないnon-dipperタイプの高血圧であることがわかりました．特に夜間2時から3時頃にかけて軽度の血圧上昇があり，また早朝にも血圧上昇が認められることが多いことから，夜間高血圧および早朝高血圧のタイプと考えられました．季節も冬が近づき寒い日が増える頃ということもあり，夜間から朝方にかけての十分な降圧が必要であると判断し，朝のカルシウム拮抗薬に加えて夕方にアンギオテンシンII受容体拮抗薬を加えて処方しました．

【処方3】
- アムロジピンベシル酸塩錠5 mg　1回1錠　1日1回　朝食後　14日分
- イルベサルタン錠100 mg　1回1錠　1日1回　夕食後　14日分

　上記降圧剤を1か月ほど続けたところ，家庭血圧での朝の収縮期血圧は130 mmHg以下，夕方の収縮期血圧は120 mmHg以下となり血圧変動も少なくなりました．この結果をもとにして冬の間はこの処方を続け，夏に家庭血圧を参考にしながら再調整をする予定としました．

☞このシートのポイント

- ●これは必ずチェックしよう
  - ①24時間血圧計による血圧評価
  - ②降圧剤の併用療法
- ●ここまで踏み込もう
  - ③血圧変動性の分類

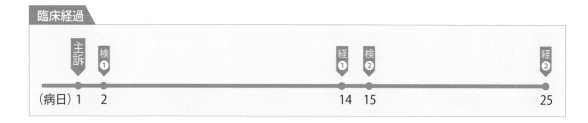

臨床経過

(病日) 1　2　　　　　　　　　14　15　　　　　　　　25

主　訴

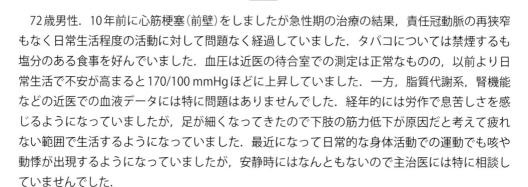

　72歳男性．10年前に心筋梗塞（前壁）をしましたが急性期の治療の結果，責任冠動脈の再狭窄もなく日常生活程度の活動に対して問題なく経過していました．タバコについては禁煙するも塩分のある食事を好んでいました．血圧は近医の待合室での測定は正常なものの，以前より日常生活で不安が高まると170/100 mmHgほどに上昇していました．一方，脂質代謝系，腎機能などの近医での血液データには特に問題はありませんでした．経年的には労作で息苦しさを感じるようになっていましたが，足が細くなってきたので下肢の筋力低下が原因だと考えて疲れない範囲で生活するようになっていました．最近になって日常的な身体活動での運動でも咳や動悸が出現するようになっていましたが，安静時にはなんともないので主治医には特に相談していませんでした．

　しかし，安静時にも息苦しさがでるようになり，横になると逆に息苦しさも増すことから主治医に相談しました．血清BNPが著明に上昇しており症状からも心不全が疑われて総合病院にて精査・加療することになりました．

【近医での処方】
- バルサルタン錠80 mg　1回1錠　1日1回　朝食後　28日分
- アトルバスタチンカルシウム水和物錠10 mg　1回1錠　1日1回　朝食後　28日分
- アスピリン錠100 mg　1回1錠　1日1回　朝食後　28日分
- ラベプラゾールナトリウム錠10 mg　1回1錠　1日1回　朝食後　28日分

☞このシートのポイント
- これは必ずチェックしよう
  ① 運動による息苦しさの原因は何か
  ② 咳の原因は何か，動悸の原因は何か
- ここまで踏み込もう
  ③ NYHA分類
- できれば知っておこう
  ④ 血清BNP（pg/mL），NT-proBNP（pg/mL）の心不全診断のカットオフ値は

臨床経過

主訴 — 検① / 経① 検② / 経②

（病日）1　2　　　　　　　　　14　15　　　　　　　25

検査・診断①

　総合病院にて，血圧118/65 mmHg，脈拍92回/分，SpO$_2$ 91%．聴診にて両肺野に湿性ラ音を聴取しました．胸部レントゲン検査に加えてトロポニンTやAST，CPKなどの血液検査および12誘導心電図検査を行いました．

　結果としてトロポニンT陰性，AST，MB-CPK，WBCに上昇なく，心電図ではST変化なく急性心筋梗塞の再発は否定的でした．また，感染症なども否定的でした．一方，胸部レントゲンより心拡大，肺うっ血を認め，心不全が疑われたため心超音波検査を行い，左室収縮能低下，心拡大を認めたため心不全と診断され入院のうえ加療となりました．

　🔍このシートのポイント

●これは必ずチェックしよう
　①狭心症などの胸痛発作がないのになぜトロポニンTなどの検査を行ったのか
　②急性期に心カテーテル検査を行う必要があるか

●ここまで踏み込もう
　③本疾患の程度を評価するため超音波検査を行ったがその理由は何か

●できれば知っておこう
　④収縮能の低下した本疾患と拡張能の低下した本疾患があるがその診断はどのように行われるか

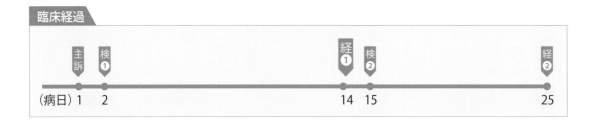

臨床経過

（病日）1　2　　　　　　　　　　　14　15　　　　　　　　　　25

経　過①

　　入院後，スワン・ガンツカテーテルを挿入し肺動脈楔入圧（PCWP）22 mmHg, 心係数1.7 L/min/m² でした．末梢静脈にルートがキープされ滴末梢の側管よりニトログリセリン（4 mg/h）の持続注入に加えて，留置された中心カテーテルよりドブタミン，ドパミンを持続静脈内投与し，さらに末梢よりフロセミド注射液（20 mg）を静脈内投与したところ排尿の反応がありました．尿道バルーンを留置して，尿量が不十分な時にはフロセミド（10〜20 mg）の静脈内投与を繰り返しました．2日後には肺動脈楔入圧は14 mmHgに低下し，ドブタミン，ドパミンも徐々に減少させ，経口薬剤に置換しましたが心係数は2.4 L/min/m² と良好でした．

【入院中の追加薬剤】
- フロセミド錠20 mg　1回1錠　1日1回　朝食後　7日分
- スピロノラクトン錠25 mg　1回1錠　1日1回　朝食後　7日分
- アムロジピンベシル酸塩錠5 mg　1回1錠　1日1回　朝食後　7日分

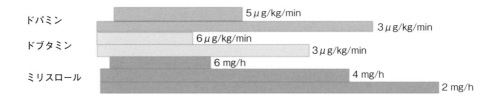

ドパミン	5μg/kg/min / 3μg/kg/min
ドブタミン	6μg/kg/min / 3μg/kg/min
ミリスロール	6 mg/h / 4 mg/h / 2 mg/h

🔎このシートのポイント

- ●これは必ずチェックしよう
  ①フォレスター分類の治療方針
- ●ここまで踏み込もう
  ②フロセミド静注の反応がよくない症例ではどんな薬剤の投与が検討されるか
- ●できれば知っておこう
  ③利尿剤の副作用としてどのようなものに注意する必要があるか

臨床経過

主訴　検① ／ 経① 検② ／ 経②

（病日）1　2　　　　　　　14　15　　　　　25

検査・診断②

　心不全の経過は良好で感染症などの問題もありませんでした．心超音波検査にて心機能を評価したところ心拡大，心機能低下は改善されていました．また腎機能にも比較的保たれていたことから心臓CTにて冠動脈を評価すると10年前の心筋梗塞の責任冠動脈の左前下降枝に再狭窄を認めませんでした．右冠動脈末梢に75％の狭窄を認めましたが，薬剤負荷心筋シンチグラフィーにて心筋虚血が誘発されないことを確認したので冠動脈の形成術は行われませんでした．降圧剤はバルサルタンからACE阻害薬のエナラプリルに変更しましたが咳などの副作用なく経過しています．

　超音波検査にて心拡大は改善されていることがわかりましたが，今後の心不全の悪化を予防するためにβ遮断薬の少量投与を開始しました．

【追加の薬剤として】
- エナラプリルマレイン酸塩錠5 mg　1回1錠　1日1回　朝食後　7日分
- カルベジロール錠2.5 mg　1回0.5錠　1日2回　朝夕食後　7日分

このシートのポイント

- これは必ずチェックしよう
　①今回は急性心筋梗塞ではなかったのになぜ，心臓CTで冠動脈を再評価したか
- ここまで踏み込もう
　②本疾患におけるACE阻害薬のメリット
- できれば知っておこう
　③本疾患に少量のβ遮断薬を投与するメリット

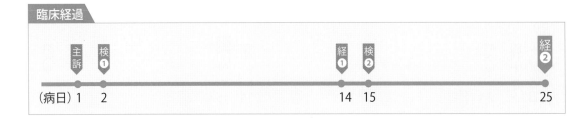

臨床経過

主訴	検①		経①	検②		経②

(病日) 1　2　　　　　　　　　　　14　15　　　　　　25

経　過②

　　β遮断薬を開始後も心不全の悪化なく，胸痛発作なども出現しませんでした．逆に血液検査にて脱水傾向，血中尿酸値の上昇，血中Kの上昇傾向を認めたためにスピロノラクトンは中止となりました．カルベジロール（2.5mg）は1錠から2錠/日に増量しました．ベット上安静が続いていたので下肢の筋力は低下していましたが，心不全のリハビリテーションを入院中に行ったため歩行距離に改善がみられました．

【退院時処方】

● エナラプリルマレイン酸塩錠5 mg　1回1錠　1日1回　朝食後　28日分
● アムロジピンベシル酸塩錠5 mg　1回1錠　1日1回　朝食後　28日分
● フロセミド錠20 mg　1回1錠　1日1回　朝食後　28日分
● カルベジロール錠2.5 mg　1回1錠　1日2回　朝夕食後　28日分
● アトルバスタチンカルシウム水和物錠10 mg　1回1錠　1日1回　朝食後　28日分
● アスピリン錠100 mg　1回1錠　1日1回　朝食後　28日分
● ラベプラゾールナトリウム錠10 mg　1回1錠　1日1回　朝食後　28日分

このシートのポイント

● これは必ずチェックしよう
　①本疾患の原因

● ここまで踏み込もう
　②本疾患の治療法

● できれば知っておこう
　③本疾患のリハビリテーション

症例 13

臨床経過

主訴　検診　　　　　　経①　　　　　　　　　　　　　　　　経②

（病日）1　　　　　3　　　　　　　　　　　　　　　　　　　　14

主　訴

　　41歳男性．営業の仕事で多忙な毎日を暮らしています．接待や会合で深夜までアルコールを飲み，睡眠不足も続いています．さらに，成人式から20年間吸っているタバコも止められずに1日約20本続けています．今まで健康診断で異常はなく，健康には自信がありましたが，1週間ほど前から咽頭痛と咳嗽があり，今朝は黄色い膿みのような痰が出るようになりました．軽い風邪だと思って仕事に出かけましたが，夕方は倦怠感を強く感じ，熱も38度を超えました．予定の仕事は中断することができないので，市販の解熱剤を飲んで深夜まで仕事を続けました．翌朝，鉄が錆びたような赤茶っぽい色の痰がでて，息をすると右の胸が痛くなって呼吸が苦しくなったため，仕事で付き合いのある医師に連絡し診てもらうことにしました．

　　診察した医師は『右胸で湿性ラ音が聴取されるね．無茶するから肺炎になったのではないかな』と告げ，胸部エックス線写真を撮影しました．

☞このシートのポイント

●これは必ずチェックしよう
　①喀痰の性状からどのような疾患が考えられるか
　②本疾患の症状と診断について
　③本疾患の起炎菌にはどのようなものがあるか

●ここまで踏み込もう
　④本疾患の種類

●できれば知っておこう
　⑤起炎菌の推定方法

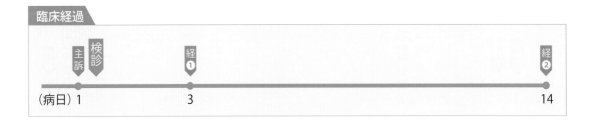

症例 13

臨床経過

主訴 検診	経①	経②
（病日）1	3	14

検査・診断

【血液検査】白血球数 12,000/μL（好中球 82％，好酸球 3％，リンパ球 14％）．

【血清生化学所見】総蛋白 7.0 g/dL，アルブミン 3.2 g/dL，BUN 11 mg/dL，クレアチニン 0.8 mg/dL，AST 33 IU/L（基準 40 以下），ALT 16 IU/L（基準 35 以下），CRP 22.1 mg/dL．

【胸部レントゲン検査】右肺に気管支透亮像を伴う浸潤影を認める．

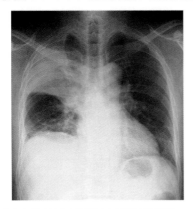

【喀痰塗抹検査】グラム陽性双球菌．

　細菌培養と薬剤感受性試験を予定しましたが，塗抹検査の性状から肺炎球菌性肺炎と診断し，以下の処方が行われました．

【処方1】

●メシル酸ガレノキサシン水和物錠 200 mg　1回2錠　1日1回　朝食後　3日分

🔎 **このシートのポイント**

● これは必ずチェックしよう
　①本疾患の抗菌薬の選択方法

● ここまで踏み込もう
　②肺炎球菌に用いる抗菌薬

● できれば知っておこう
　③本疾患の重症度

臨床経過

```
            主 検
            訴 診        経①                                    経②
(病日)1              3                                          14
```

経過①・②

　3日後には熱も下がり胸の痛みも消失しましたが，湿性咳嗽は持続しています．
　薬剤感受性試験でペニシリンに感受性があったため，抗菌薬はペニシリンに変更されました．

【処方2】

●アモキシシリン水和物カプセル250mg　1回2カプセル　1日3回　朝昼夕食後　7日分

　2週間の投薬継続で症状は消失し胸部レントゲン所見も軽快したため，治療終了となりました．

このシートのポイント

●これは必ずチェックしよう
　①抗菌薬の治療効果判定
●ここまで踏み込もう
　②肺炎球菌ワクチンの分類について

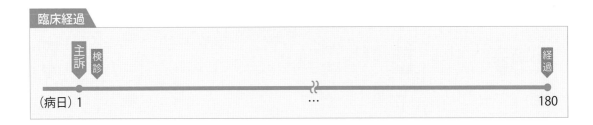

症例 14

主　訴

　27歳女性．両親と妹の4人家族ですが，今は上京して一人で暮らしています．両親がアレルギー体質のためか，子どもの頃からアトピー性皮膚炎があり，今もときどき皮膚科に通院しています．

　仕事はデスクワークが主体ですが，大切な仕事をまかされて，このところは忙しい毎日です．1週間前，喉の痛みと鼻水，咳がでるようになりました．熱はなかったものの念のため近医を受診したところ，普通感冒の診断で鎮咳去痰薬が処方されました．しかし，咳は持続し，3日前からは痰がのどにひっかかった感じになりました．そして昨夜からゼーゼーして息苦しくなったたため当院に受診しました．喫煙歴，飲酒歴なし．ペット飼育なし．

✒️このシートのポイント

●これは必ずチェックしよう
　①症状からどのような疾患が考えられるか
　②喘鳴をきたす疾患について

●ここまで踏み込もう
　③普通感冒とは

臨床経過

主訴　検診　経過

（病日）1 …… 180

検査・診断

　胸部聴診で全肺に連続性ラ音を聴取し，呼気延長．

　胸部レントゲンでは異常所見なし．

【血液生化学検査】白血球 9,000/μL（好中球 62%，好酸球 13%，リンパ球 12%）．

【血清生化学所見】総蛋白 7.0 g/dL，アルブミン 3.2 g/dL，クレアチニン 0.8 mg/dL，AST 33 IU/L（基準 40 以下），ALT 16 IU/L（基準 35 以下），LDH 382 IU/L（基準 176〜353），CRP 0.9 mg/dL．

【喀痰検査】塗抹検査で口腔内常在菌のみ，抗酸菌陰性．

【呼吸機能検査】%VC 98%，$FEV_{1.0}$% 66%．

　$β_2$刺激薬吸入後には $FEV_{1.0}$% 86%．

　気管支喘息と診断，以下の処方を行いました．

【処方1】

● ブデソニド・ホルモテロールフマル酸塩水和物配合剤　1回1吸入　1日2回

● モンテルカストナトリウム錠 10 mg　1回1錠　1日1回　就寝前

● サルブタモール硫酸塩 100 μg　1回2吸入　症状が強いとき，1日4回まで可

☞このシートのポイント

● これは必ずチェックしよう
　①本疾患の診断
　②本疾患の治療
● ここまで踏み込もう
　③吸入薬の注意点
● できれば知っておこう
　④呼吸機能検査

臨床経過

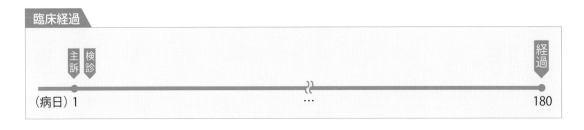

| | 主訴 | 検診 | | | 経過 |

（病日）1 　　　　　　　　　　　　…　　　　　　　　　　　　180

経　過

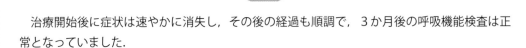

　　治療開始後に症状は速やかに消失し，その後の経過も順調で，3か月後の呼吸機能検査は正常となっていました．

　　症状改善のため以下の処方となりました．

【処方2】

●ブデソニド・ホルモテロールフマル酸塩水和物配合剤　1回1吸入　1日2回

　（症状が強いときは1吸入追加1日4回まで可）

☞このシートのポイント

●これは必ずチェックしよう

　①本疾患の管理方法

●ここまで踏み込もう

　②アドヒアランスの向上

症例 15

臨床経過

主訴 検診 　　　　　　　　　経① 　　　　　　　　　　　　　　経②

（病日）1　　　　　　　　　　60　　　　　　　　　　　　　　　180

主　訴

　21歳大学生．3日前から微熱と咳が出現したため市販の感冒薬で様子をみていましたが，2週間たっても改善しないため近医を受診しました．「風邪が長引いている」と言われ，抗菌薬，解熱剤，鎮咳薬の処方を受けました．症状は多少改善したものの，倦怠感があり，1週間後には痰に血液が混じっているのを発見して不安になり，胸部レントゲン検査を受けたところ空洞陰影を認めたため，呼吸器内科に紹介受診となりました．さっそく喀痰検査が施行されました．

このシートのポイント

●これは必ずチェックしよう
　①どのような疾患が考えられるか
　②血痰を認める疾患
　③空洞陰影

●ここまで踏み込もう
　④空洞を呈する疾患
　⑤喀痰検査とは

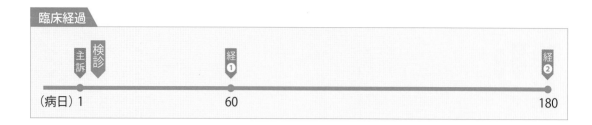

臨床経過

主訴　検診　　　　　　　　経①　　　　　　　　　経②

（病日）1　　　　　　　60　　　　　　　180

検査・診断

【喀痰検査】塗抹検査で抗酸菌陽性，結核菌の核酸増幅法検査陽性．

　喀痰塗抹陽性の肺結核症の診断で発生届けをし，入院のうえ，以下のとおり処方されました．

【処方1】

● リファンピシンカプセル150 mg　1回3カプセル　1日1回　朝食前
● イソニアジド錠100 mg　1回3錠　1日1回　朝食後
● エタンブトール塩酸塩錠250 mg　1回3錠　1日1回　朝食後
● ピラジナミド末　1回1.2g　1日1回　朝食後

🔎このシートのポイント

● これは必ずチェックしよう
　①本疾患の確定診断
　②本疾患の治療薬
● ここまで踏み込もう
　③本疾患治療薬の副作用
● できれば知っておこう
　④本疾患の入院適応

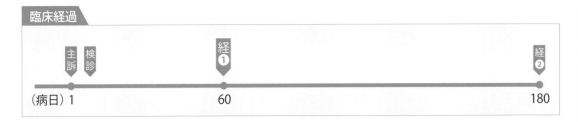

経　過①

　薬剤耐性はなく治療経過も順調で，2か月後には結核菌検査は陰性となり，レントゲンの異常影も縮小したため，内服薬は2剤に減量となり，退院して外来治療に切り替えられました．

【処方2】
● リファンピシンカプセル150 mg　1回3カプセル　1日1回　朝食前
● イソニアジド錠100 mg　1回3錠　1日1回　朝食後

🔖 このシートのポイント

● これは必ずチェックしよう
　① 本疾患の標準治療法
● ここまで踏み込もう
　② DOTSとは

臨床経過

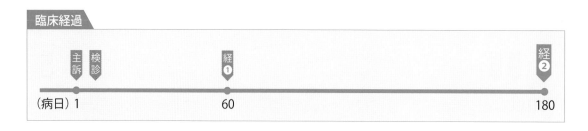

経　過②

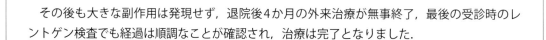

　その後も大きな副作用は発現せず，退院後4か月の外来治療が無事終了，最後の受診時のレントゲン検査でも経過は順調なことが確認され，治療は完了となりました．

🍬このシートのポイント

●これは必ずチェックしよう
　①治療期間の延長が必要なときとは

臨床経過

主訴　検診　　　　　　　経① 　　経②

（病日）1　　　　　　　　30　　…　　180

主　訴

　70歳男性．会社の顧問として現役で働いています．生来健康で医者にかかったことはありませんし，職場の健診も受けています．しかし，数か月前から階段の昇降時に息が切れるようになってきました．タバコを1日約40本，50年以上続けており，咳や痰もときどき認めるようになっていました．先日，ひさしぶりに7歳になる孫と散歩にいった際，自分のペースならいくらでも歩けるのに，孫のペースに合わせては息苦しくて歩けなかったことがありました．自分の身体に自信をなくしてしまいました．大学病院の呼吸器内科を受診し，呼吸機能検査を受けました．

👞このシートのポイント

●これは必ずチェックしよう
　　①どのような疾患が考えられるか
　　②息切れの症状と診断について

●ここまで踏み込もう
　　③呼吸機能検査とは
　　④喫煙の弊害

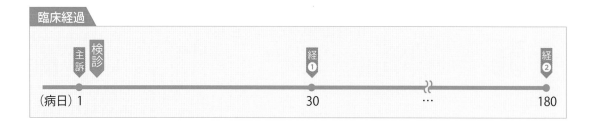

症例 16

検査・診断

【胸部レントゲン検査】

過膨張肺.

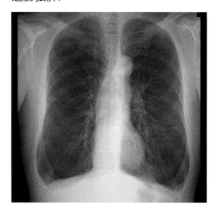

【呼吸機能検査】

VC 3,100 mL（%VC 96%），FVC 3,000 mL，$FEV_{1.0}$ 1,400 mL，%$FEV_{1.0}$ 61%.

慢性閉塞性肺疾患の診断で，禁煙指導と以下の処方が行われました.

【処方1】

● チオトロピウム臭化物水和物　1回2吸入　1日1回　朝

このシートのポイント

● これは必ずチェックしよう

　①本疾患の診断と治療

　②本疾患の治療薬

● ここまで踏み込もう

　②本疾患の重症度

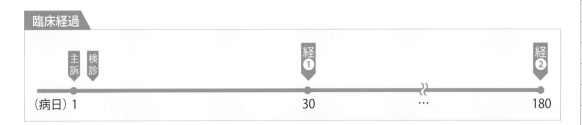

経過①②

　1か月後，禁煙とスピリーバ®の吸入により咳は消失し，息切れも改善しました．そしてその後も治療が継続していましたが，6か月経過した頃に感冒様症状（発熱と咽頭痛）を契機に喘鳴・呼吸困難が出現し，COPDの増悪と診断され以下のとおり追加処方されました．

【処方2】
- サルブタモール硫酸塩100μg　1回1吸入　頓用　1日3回まで
- プレドニゾロン錠5mg　1回2錠　1日2回　朝昼食後　7日分

☞このシートのポイント

● これは必ずチェックしよう
　①増悪の診断と薬物治療

● ここまで踏み込もう
　②本疾患の予後

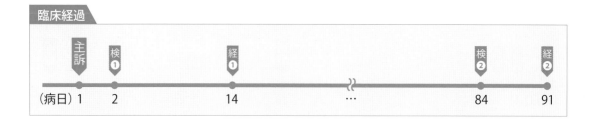

主　訴

　49歳男性，商社マンです．大学生の息子の就職がなかなか決まらず，ここ数か月気をもんでいます．最近食欲が落ち，しばしば食後に心窩部痛を感じるようになりました．毎年秋，会社で定期健康診断があり，几帳面な性格で欠かさず受診しています．昨年の健診ではなんら異常は指摘されませんでした．

　学生時代から「胃が弱く」，試験前などによく「胃を悪く」していました．また，風邪薬や痛み止めを服用するとすぐに「胃が悪く」なっていました．その都度近医を受診し，「胃薬」を処方されていました．いつも3〜4日ですっかりよくなるので，それ以上の検査は受けませんでした．大学卒業後，今の会社に入社直後に吐血し，1週間ほど入院したことがあります．その際，これまでの経緯を話し，上部消化管内視鏡検査を初めて受けました．このとき，ヒスタミンH_2受容体拮抗薬と粘膜防御薬を処方され，2週間ほどで改善し，退院した既往があります．

　昨晩，心窩部痛の症状が強くなり当院受診，翌日の内視鏡検査が予約されました．

🖐️このシートのポイント

●これは必ずチェックしよう
　①心窩部とはどこか．心窩部痛を呈する疾患にはどのようなものがあるか，鑑別疾患についても考えてみよう
　②本疾患の症状と診断（検査）について
　③本疾患の原因にはどのようなものがあるか
●ここまで踏み込もう
　④胃酸の分泌機構について
　⑤潰瘍発生に関するShay & Sun の説

臨床経過

	主訴	検①		経①		検②	経②
(病日)	1	2		14	…	84	91

検査・診断①

【内視鏡検査】小彎部に潰瘍性病変を認め，生検結果はgroup II（悪性所見なし）．その結果，以下のとおり処方されました．

【処方1】
● オメプラゾール錠20 mg　1回1錠　1日1回　朝食後　14日分
● テプレノンカプセル50 mg　1回2カプセル　1日3回　朝昼夕食後　14日分

また，迅速ウレアーゼ試験は*Helicobacter pylori*陽性でした．

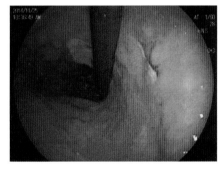

福島県立医科大学教授　腸内環境病態医療学講座
大原正志教授よりご提供

🔍 このシートのポイント

● これは必ずチェックしよう
　①プロトンポンプインヒビターの投薬期間は

● ここまで踏み込もう
　②本疾患で迅速ウレアーゼ試験が施行された理由は何か．迅速ウレアーゼ試験の原理について．*Helicobacter pylori*感染の診断方法には他にどのようなものがあるか

● できれば知っておこう
　③*Helicobacter pylori*の細菌学的特徴について

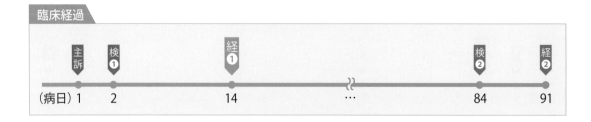

経　過①

　2週間後には症状はすっかり改善しました．しかし，息子の就職は相変わらず決まりません．自分自身も次回の人事異動で地方支店長へ転勤の可能性があります．その場合は単身赴任となるので，これも悩むところですが，2か月間【処方1】を継続して経過は順調です．

　担当医からは転勤前にHelicobacter pyloriの除菌を勧められ，【処方2】が処方されました．その後，投薬はなくても症状はありませんでした．

【処方2】

- アモキシシリン水和物カプセル250 mg　1回3カプセル　1日2回　朝夕食後
- クラリスロマイシン錠200 mg　1回1錠　1日2回　朝夕食後
- ランソプラゾールカプセル30 mg　1回1カプセル　1日2回　朝夕食後
  7日分

このシートのポイント

- これは必ずチェックしよう
  ①Helicobacter pyloriの1次除菌治療は

- ここまで踏み込もう
  ②Helicobacter pyloriの持続感染が発症に関与すると考えられている疾患は，他にどのようなものがあるか
  ③処方2で除菌する中で生活上守るべきことは

- できれば知っておこう
  ④Helicobacter pyloriの除菌が推奨されるのはなぜか．持続感染と胃癌の疫学（感染陽性者と陰性者の胃癌発生率のコホート研究）について

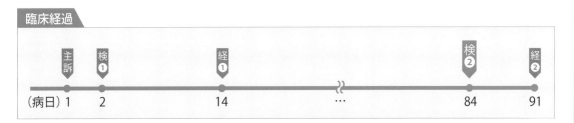

臨床経過

主訴　検❶　経❶　…　検❷　経❷

（病日）1　2　14　…　84　91

検査・診断②

　　2か月後 *Helicobacter pylori* 除菌判定のため尿素呼気試験が施行されました．

【尿素呼気試験】陰性

🔖このシートのポイント

●これは必ずチェックしよう

　①*Helicobacter pylori* 感染の診断，除菌判定にはどのような検査があるか

●ここまで踏み込もう

　②除菌不成功の要因にはどのような事項があるか，本邦における除菌率の推移について

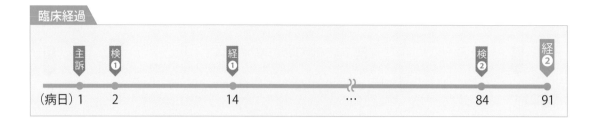
経　過②

その後息子の就職が決まり，結局転勤もなく，症状は再燃せず経過順調です．

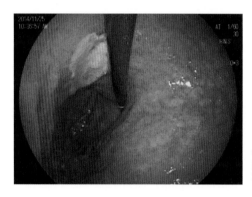

福島県立医科大学教授
腸内環境病態医療学講座
大原正志教授よりご提供

このシートのポイント

●これは必ずチェックしよう

　①*Helicobacter pylori*の感染様式と本邦における有病率について

　②*Helicobacter pylori*の2次除菌は

　③ABC検診とは何か

　④NSAIDs服用による上部消化管障害とその治療について．特に，胃粘膜障害と
　　COX-1，COX-2の関連について

　⑤*Helicobacter pylori*除菌に伴う問題点について

臨床経過

主訴　検①　経①　経②　検②　経③

(病日) 1　　7　　　　　　　　35　　…　　19か月後

主　訴

　40歳，専業主婦．26歳で結婚後，大きな病気をすることもなく，特に通院歴はありませんでした．40歳になり初めて住民健診を受診しました．住民健診では，一般健診の他に乳がん・子宮頸がん検診と任意の肝炎ウイルス検査も行いました．後日届いた検査結果で，肝機能異常とHCV抗体陽性とあり，特に自覚症状はありませんが，専門医療機関の受診をとの記載があったため当院を受診しました．同日の血液検査と，1週間後の再診時に腹部超音波検査が予約されました．

【身体所見】
　身長163 cm，体重52 kg．

【既往歴】
　特記事項なし，輸血歴なし，入れ墨なし，大学生時代におへそにボディーピアスをあけていた．

【家族歴】
　特記事項なし．

【生活習慣】
　機会飲酒，喫煙歴なし．

このシートのポイント

●これは必ずチェックしよう
　①肝障害の自覚症状について
　②肝障害の診断(検査項目)について
　③肝障害をきたす疾患，鑑別診断

●ここまで踏み込もう
　④本疾患の本邦における有病率について
　⑤肝炎ウイルス検査を受けた方がよい人とは
　⑥本疾患の感染経路について
　⑦本疾患抗体陽性の患者さんに次に行う検査は

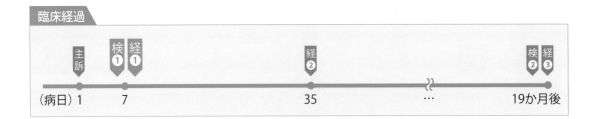

臨床経過

| 主訴 | 検① 経① | 経② | 検② 経③ |

(病日) 1　　7　　　　　　　　　　35　　…　　19か月後

検査・診断・経過①

【血液検査成績(第1病日)】WBC 5,600/μL, HCV-Ab 13.1 S/CO, Hb 13.2 g/dL, HCV-RNA (real-time PCR法)6.2 Log IU/mL, Plt 18.4×10⁴/μL, HCVセログループ グループ2, PT 94%, T-P 7.2 g/dL, Alb 4.6 g/dL, T-Bil 1.0 mg/dL, AST 34 IU/L, ALT 46 IU/L, LDH 280 IU/L, Alp 320 IU/L, γ-GT 18 IU/L.

【腹部超音波検査(第7病日)】肝辺縁鈍化, 表面に凹凸認めず, 実質エコー軽度不均一, 肝内腫瘍性病変認めず.

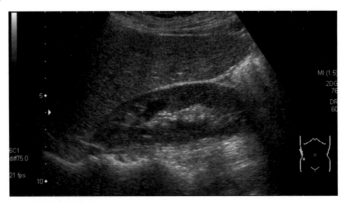

　その結果, 以下のように処方されました.

【処方1】

- ●ウルソデオキシコール酸錠100 mg　1回2錠　1日3回　朝昼夕食後　28日分

🔖このシートのポイント

- ●これは必ずチェックしよう
  - ①ウルソデオキシコール酸を含む肝庇護療法の種類と目的は
- ●ここまで踏み込もう
  - ②日本における本疾患の遺伝子型と頻度は
- ●できれば知っておこう
  - ③本疾患の臨床的特徴について

臨床経過

主訴	検❶ 経❶		経❷		検❷ 経❸
(病日) 1	7		35	…	19か月後

経　過②

　投薬1か月後の外来で肝酵素の値は正常範囲内へと低下していました．その後【処方1】を服用しながら経過は順調でしたが，C型肝炎ウイルス(HCV)は体内に残ったままです．約半年後に担当医よりウイルス排除を目的とした直接作用型抗ウイルス剤について説明を受けました．担当医と相談して抗ウイルス療法を行うことを決断し，担当医より【処方2】が処方されました．

【処方2】
- ●ソホスブビル錠400 mg　1日1回　朝食後1錠　28日分
- ●リバビリン錠200 mg　1日2回　朝食後1錠　夕食後2錠　7日分
　必要時リバビリン投与量を調整しながら72日間(12週間)投与

このシートのポイント

- ●これは必ずチェックしよう
  - ①遺伝子型2型の抗ウイルス療法の種類は
  - ②リバビリンの投与量および副作用，減量基準は
- ●ここまで踏み込もう
  - ③治療法選択において発癌抑制のエビデンスを有するのは
- ●できれば知っておこう
  - ④日本肝臓学会編『C型肝炎治療ガイドライン』について

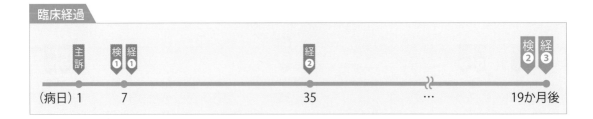

症例 18

検査②・経過③

　3か月間の抗ウイルス療法中も大きな副作用も認めず終了しました．治療終了6か月後，治療効果判定のため血中HCV-RNA量が測定されました．

【血液検査成績（19か月後）】
　WBC 5,600/μL，Hb 13.8 g/dL，Plt 20.4×10⁴/μL，PT 98%，T-P 7.3 g/dL，Alb 4.5 g/dL，T-Bil 0.9 mg/dL，AST 12 IU/L，ALT 8 IU/L，LDH 280 IU/L，Alp 320 IU/L，γ-GT 18 IU/L，HCV-RNA（real-time PCR法）＜1.2 Log IU/mL，定性（－）．

このシートのポイント
●これは必ずチェックしよう
①ウイルス学的著効(sustained virological response; SVR)とは
●できれば知っておこう
②血中HCV-RNA が検出感度以下だが定性（＋）の場合は
③ウイルス学的著効が得られた場合の発癌率は

Plt 20.4×10⁴/μL →

臨床経過

主訴 検① 経①検② 経②

（病日）1　　　7　　　　　　21　　　　　　　　40

主　訴

　24歳女性. 実家住まいで, アルバイトをしていました. 生来健康で, これまで特に病気もなく, サプリメントなどの内服もありませんでした.

　4月になり, アルバイトの担当部署や仕事内容が変わり, 疲れることが多くなりました. その頃から, 腹痛と下痢が出現しました. 特に食事で, 生ものなどは摂取していませんでした. 3か月たっても, 腹痛, 下痢は改善しないため, 近医消化器科を受診し, レボフロキサシンとアセトアミノフェンの投与を受けました. その後も腹部症状は改善せず, 便に血液も混ざるようになったため, 最寄りの総合病院を受診しました. 血液検査にて白血球とCRPの上昇を認めたため, 下部消化管内視鏡検査を行うことになりました.

【処方1】
● レボフロキサシン水和物錠500 mg　1回1錠　1日1回　朝食後　7日分
● アセトアミノフェン錠200 mg　1回2錠　1日3回　朝昼夕食後　7日分

🔍このシートのポイント

● これは必ずチェックしよう
　① 病歴や症状から, どのような鑑別疾患があるか
　② どのような検査をすればよいか
● ここまで踏み込もう
　③ 感染性腸炎と本疾患はどう見分けるか
● できれば知っておこう
　④ 本疾患の発症原因はなにか

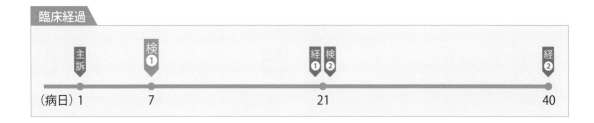

臨床経過

主訴	検①	経①検②	経②
（病日）1	7	21	40

検査・診断①

【内視鏡検査】

　下行結腸〜S状結腸〜直腸にかけて連続性に，大腸粘膜の発赤，細顆粒状粘膜，血管透見像の低下を認め，潰瘍性大腸炎を疑う所見でした．生検結果でも，陰窩の捻れや粘膜間質での形質細胞浸潤を認め，潰瘍性大腸炎を示唆する所見でした．便培養では特に病原菌の発育を認めませんでした．その結果，以下のとおり処方されました．

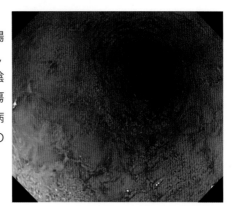

【処方2】

　●メサラジン腸溶錠400 mg　1回3錠　1日2回　朝夕食後　14日分

🔖このシートのポイント

●これは必ずチェックしよう
　①本疾患の典型的な内視鏡像は何か

●ここまで踏み込もう
　②メサラジンの適切な用量はどれくらいか

●できれば知っておこう
　③本疾患の寛解導入療法にはどのようなものがあるか

臨床経過

主訴	検①	経①検②	経②
（病日）1	7	21	40

経過①・検査・診断②

　　メサラジン内服後も，腹痛，下痢はよくならず，むしろ日に日に悪化しました．便に混ざる血液の量も増えてきました．39度と高熱もみられるようになったため，総合病院に紹介され，入院となりました．WBC, CRPは前回より上昇し，下部消化管内視鏡検査では重症の所見でした．メサラジンが増量され，ステロイド投与が開始されました．

【処方2】
- メサラジン腸溶錠400 mg　1回3錠　1日3回　朝昼夕食後　7日分
- プレドニゾロンリン酸エステルナトリウム注腸20 mg　生理食塩水100 mLに60 gを溶解　1日1回

【内視鏡検査】
　　下行結腸～直腸にかけて，粘膜のびまん性発赤，広範な潰瘍形成を認める．

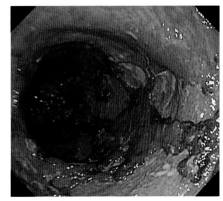

👉このシートのポイント

●これは必ずチェックしよう
　①ステロイドの有害事象にはどのようなものがあるか

●ここまで踏み込もう
　②ステロイドの投与方法，投与経路にはどのようなものがあるか
　③重症の本疾患の内視鏡像は

●できれば知っておこう
　④重症の本疾患の治療は
　⑤重症の本疾患をみたときに気をつけなければならない合併症は

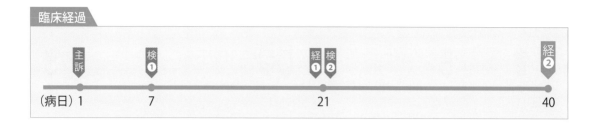

臨床経過

| 主訴 | 検① | 経①検② | 経② |

(病日) 1　　　7　　　21　　　40

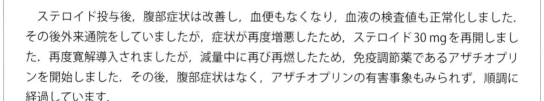

経　過②

　　ステロイド投与後，腹部症状は改善し，血便もなくなり，血液の検査値も正常化しました．その後外来通院をしていましたが，症状が再度増悪したため，ステロイド30 mgを再開しました．再度寛解導入されましたが，減量中に再び再燃したため，免疫調節薬であるアザチオプリンを開始しました．その後，腹部症状はなく，アザチオプリンの有害事象もみられず，順調に経過しています．

【処方3】

● メサラジン腸溶錠400 mg　1回3錠　1日3回　朝昼夕食後　30日分
● アザチオプリン錠50 mg　1回1錠　1日1回　朝食後　30日分

このシートのポイント

●これは必ずチェックしよう
　①アザチオプリンの副作用は

●ここまで踏み込もう
　②本疾患の寛解期の治療法は

●できれば知っておこう
　③本疾患はどれくらい再燃するのか

臨床経過

主訴	検①	経①		検②	経②
(病日) 1	1	14	…	36か月	42か月

主　訴

　45歳男性．小学生の頃から野球を続けており，今も地域の野球チームに所属しキャッチャーとして活躍しています．若い頃からお酒も好きで，500 mLの缶ビールを4本飲むのが日課です．胃癌で亡くなった父親もお酒が大好きでした．タバコも毎日1箱ほど吸っています．毎年受けている会社の健康診断でも異常は指摘されておらず，お酒やタバコの量は減らすことなく過ごしていました．病気らしい病気はしたことはありませんが，最近，飲み会や焼肉を食べた後などに，心窩部から左季肋部，背部の重苦感が出現することがあり，気になっていました．

　昨晩，居酒屋で野球仲間と祝勝会をして帰宅後，突然心窩部から左季肋部の痛みが出現しました．飲みすぎたかと思い横になって休んでいましたが，痛みはどんどんひどくなり動くことができなくなったため，早朝，救急車で当院へ搬送されました．

このシートのポイント

●これは必ずチェックしよう
　①左季肋部とはどこか．左季肋部にはどのような臓器があるか
　②500 mLのビール4缶に含まれる純エタノール量はどのくらいか
　③本疾患の原因

●ここまで踏み込もう
　④本疾患の症状と診断（検査）について

●できれば知っておこう
　⑤なぜ膵消化酵素は普段，膵臓を溶かさないのか

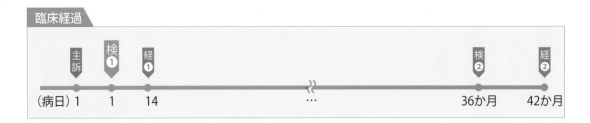

臨床経過

主訴	検①	経①	…	検②	経②
（病日）1	1	14		36か月	42か月

検査・診断①-1

【身体所見】

身長172.7 cm，体重68.2 kg.

体温37.3℃，血圧131/88 mmHg，脈拍数83回/分，酸素飽和度98%（room air）.

【血液検査】

検査項目	検査値	正常範囲	検査項目	検査値	正常範囲
白血球数	13,900	4,000〜9,000（/μL）	LDH	209	119〜229（U/L）
血色素量	14.5	14.0〜18.0（g/dL）	尿素窒素	15	8〜20（mg/dL）
血小板数	25.9×10³	15〜35×10³（/μL）	クレアチニン	0.87	0.44〜1.15（mg/dL）
リパーゼ	413	6〜48（U/L）	カルシウム	9.4	8.6〜10.1（mg/dL）
アミラーゼ	825	37〜125（U/L）	CRP	1.8	0.0〜0.3（mg/dL）

【腹部CT検査】

膵臓のびまん性の腫大（矢印）と膵周囲に浸出液の貯留を認めました.

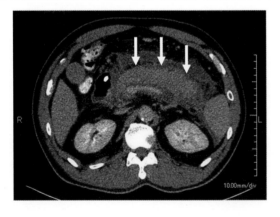

症例 20

臨床経過

主訴　検①　経①　　　　　　　　　　　　　　　　　　　検②　　経②

（病日）1　　1　　14　　　　　　　　…　　　　　　36か月　　42か月

検査・診断①-2

　持続点滴細胞外液（ラクテック®注）を用いた十分量の輸液を行うとともにガベキサートメシル酸塩を5%ブドウ糖液に溶解し，600 mg/日の点滴静注を行いました．

🔍このシートのポイント

● これは必ずチェックしよう
　①本疾患のうち重症の割合や致命率はどのくらいか
　②本疾患の重症度判定基準について

● ここまで踏み込もう
　③本疾患の初期治療について．予防的抗菌薬投与は有効か

● できれば知っておこう
　④本疾患の重症例病態について

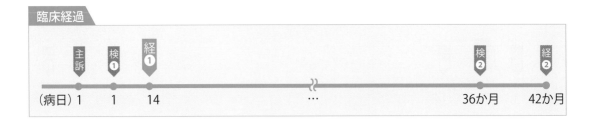

臨床経過

| 主訴 | 検① | 経① | … | 検② | 経② |

| (病日) 1 | 1 | 14 | … | 36か月 | 42か月 |

経　過①

　3日後には腹痛も改善し，経腸栄養剤投与後には腹痛も改善し，経腸栄養剤（エレンタール®）を飲み始めました．1週間後の腹部CT検査でも膵腫大は改善し，食事を再開し2週間後には退院となりました．退院前に受けた超音波内視鏡検査では，胆石はないが膵臓に"すじ"のようなものがあり，慢性膵炎の初期かもしれないと言われました．退院にあたり，主治医からは断酒と禁煙を指示され，【処方1】が処方されました．

【処方1】
●カモスタットメシル酸塩錠100 mg　1回1錠　1日3回　朝昼夕食後

　食事も焼肉のような脂肪分の多い食事は避け，断酒，禁煙も継続していました．腹痛もなく，経過は順調でした．好きな野球も再開できました．しかし，退院して半年後，野球の試合の後，居酒屋に誘われ，コップ1杯くらいなら大丈夫だろうとビールを飲んでしまいました．コップ1杯が2杯，3杯と増え，いつのまにか以前の飲酒量に戻り，喫煙も再開してしまいました．そして，外来を受診すると主治医に飲酒や喫煙を咎められると思い，いつしか外来受診も自己中断してしまいました．

🔖このシートのポイント

●これは必ずチェックしよう
　①本疾患の治療における経腸栄養の目的は
　②本疾患に対する生活指導のポイントは
　③本疾患の治療における蛋白分解酵素阻害薬の位置づけは

●ここまで踏み込もう
　④本疾患が慢性化に進行する危険因子は

●できれば知っておこう
　⑤早期の本疾患とは何か．診断基準は

臨床経過

	主訴	検①	経①		検②	経②
（病日）1		1	14	…	36か月	42か月

検査・診断②-1

　48歳になりました．入院して一時期やめた以外，ずっと飲酒や喫煙も続けていましたが，腹痛を感じることもなくなり快調でした．しかし最近，脂肪の多い食事をするとすぐに下痢をするようになりました．食事をきちんと食べているにもかかわらず，体重が減少し，野球仲間からダイエットしているのかと聞かれました．会社の検診でも血糖値が高く，要治療と指示されました．いやな予感がして，久しぶりに外来を受診しました．

【血液検査】

検査項目	検査値	正常範囲	検査項目	検査値	正常範囲
白血球数	4,500	4,000〜9,000 (/μL)	アミラーゼ	33	37〜125 (U/L)
リンパ球%	17	18〜51 (%)	総蛋白	6.3	6.7〜8.1 (g/dL)
好中球%	74	31〜73 (%)	アルブミン	2.8	3.8〜5.3 (g/dL)
赤血球数	$3.55×10^6$	427〜570×10^4 (/μL)	中性脂肪	83	30〜150 (mg/dL)
血色素量	10.7	14.0〜18.0 (g/dL)	総コレステロール	129	130〜220 (mg/dL)
血小板数	130×10^3	150〜350×10^3 (/μL)	空腹時血糖	189	68〜109 (mg/dL)
リパーゼ	10	6〜48 (U/L)	HbA1c（NGSP値）	7.9	4.6〜6.2 (%)

【腹部CT検査】

　膵臓全体に多数の膵石・膵石灰化（矢印）を認めました．膵実質の萎縮もみられました．

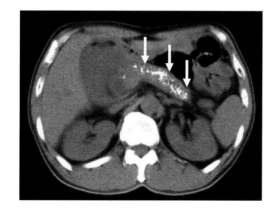

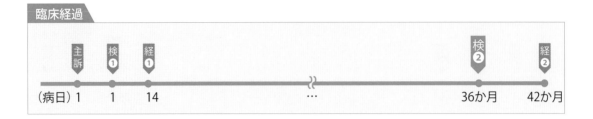

臨床経過

主訴	検①	経①		検②	経②
（病日）1	1	14	…	36か月	42か月

検査・診断②-2

　　主治医からは膵臓の働きが悪くなって体重減少や糖尿病が出現してきたと言われ，【処方2】が処方されました．

【処方2】
- パンクレリパーゼカプセル150 mg　1回4カプセル　1日3回　朝昼夕食直後
- ラベプラゾールナトリウム錠10 mg　1回1錠　1日1回　朝食後
- インスリンアスパルト注　1日3回　朝昼夕食直前8単位
- インスリングラルギン注　1日1回　眠前（就寝前）8単位

このシートのポイント

- ●これは必ずチェックしよう
  - ①慢性の本疾患の診断基準
  - ②本疾患が原因となる糖尿病はなんと呼ばれているか．通常の糖尿病と異なる注意点は

- ●ここまで踏み込もう
  - ③慢性の本疾患患者の死因

- ●できれば知っておこう
  - ④慢性の本疾患と膵癌の関係

臨床経過

	主訴	検❶	経❶	…	検❷	経❷
(病日)	1	1	14	…	36か月	42か月

経　過②

　インスリン治療開始直後は，低血糖になったりしましたが，その後は体重も増え，糖尿病のコントロールもよく，野球もしています．6か月たって，血液検査の結果もだいぶよくなりました．

【血液検査】

検査項目	検査値	正常範囲	検査項目	検査値	正常範囲
白血球数	5,500	4,000〜9,000 (/μL)	アミラーゼ	39	37〜125 (U/L)
リンパ球%	19	18〜51 (%)	総蛋白	6.7	6.7〜8.1 (g/dL)
好中球%	70	31〜73 (%)	アルブミン	3.5	3.8〜5.3 (g/dL)
赤血球数	$4.05×10^6$	$427〜570×10^4$ (/μL)	中性脂肪	99	30〜150 (mg/dL)
血色素量	11.8	14.0〜18.0 (g/dL)	総コレステロール	150	130〜220 (mg/dL)
血小板数	$140×10^3$	$150〜350×10^3$ (/μL)	空腹時血糖	119	68〜109 (mg/dL)
リパーゼ	13	6〜48 (U/L)	HbA1c (NGSP値)	7.0	4.6〜6.2 (%)

　先月，息子が結婚しました．長生きして孫の顔を見たいので，外来受診や検査もきちんと受け，断酒や禁煙も続けています．

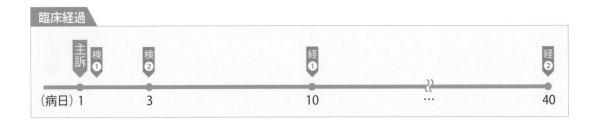

臨床経過

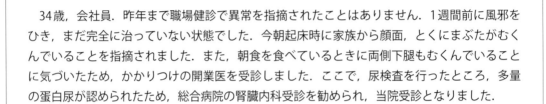

主 訴

　34歳，会社員．昨年まで職場健診で異常を指摘されたことはありません．1週間前に風邪をひき，まだ完全に治っていない状態でした．今朝起床時に家族から顔面，とくにまぶたがむくんでいることを指摘されました．また，朝食を食べているときに両側下腿もむくんでいることに気づいたため，かかりつけの開業医を受診しました．ここで，尿検査を行ったところ，多量の蛋白尿が認められたため，総合病院の腎臓内科受診を勧められ，当院受診となりました．

このシートのポイント

● これは必ずチェックしよう
　①浮腫が起こる原因疾患（腎疾患以外にも浮腫が起こる疾患がある）
　②浮腫の原因が腎疾患由来であることを証明するための検査

● ここまで踏み込もう
　③腎疾患の浮腫形成のメカニズム
　④腎疾患は原発性と続発性に大別されます．それぞれの代表的な疾患は

臨床経過

主訴 検①	検②	経①		経②
（病日）1	3	10	…	40

検査・診断①

【尿検査の結果】

尿蛋白（4+），8.2 g/gCre，尿潜血（-），尿糖（-），卵円形脂肪体（+）.

【血液検査の結果】

総蛋白4.4 g/dL，血清アルブミン2.0 g/dL，尿素窒素16 mg/dL，クレアチニン0.84 mg/dL，総コレステロール420 mg/dL，空腹時血糖94 mg/dL，HbA1c 5.1%，CRP 0.01 mg/dL.

【免疫血清学検査の結果】

抗核抗体陰性，血清補体価正常，免疫グロブリン正常.

原因疾患を確定するため，腎生検が行われることになりました.

🖐️このシートのポイント

●これは必ずチェックしよう

　①本疾患の診断基準

　②本疾患で認められる尿沈渣所見

●ここまで踏み込もう

　③続発性はそれぞれの検査によって否定されたか

　④本疾患で血清コレステロールが上昇する理由

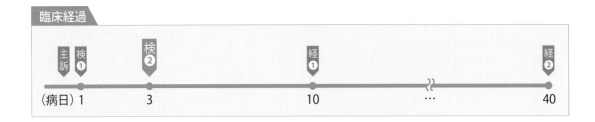

臨床経過

| 主訴 | 検❶ | 検❷ | 経❶ | 経❷ |

(病日) 1　　3　　　　　　10　…　　40

検査・診断②

　腎生検の結果，光顕所見に異常所見はなく，蛍光所見では免疫グロブリン，補体の沈着はみられませんでした．また，電顕所見では，上皮細胞の足突起癒合がみられました．

　以上の結果から，本疾患の原因を特定しました．

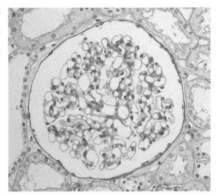

　🔖このシートのポイント

●これは必ずチェックしよう
　①腎生検の適応と禁忌
　②腎生検による組織診断の方法
●できれば知っておこう
　③本疾患の特徴的な組織所見
　④腎生検にて診断が確定する日本人にもっとも多くみられる糸球体腎炎

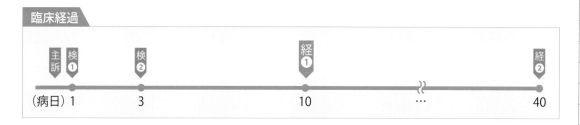

経　過①

　腎生検の結果から，【処方1】による治療が開始されました．

【処方1】

●プレドニゾロン錠5 mg　1回8錠　1日1回　朝食後
●ランソプラゾールカプセル15 mg　1回1カプセル　1日1回　朝食後

☞このシートのポイント

●これは必ずチェックしよう
　①本疾患の初期治療方法
　②本疾患の頻回再発時における治療方法
　③プレドニゾロン内服と一緒に胃薬を処方している理由
　④プレドニゾロン内服に伴う副作用

●できれば知っておこう
　⑤ステロイドの投与方法（2種類）
　⑥経口ステロイドとステロイドパルス療法の効果の違い

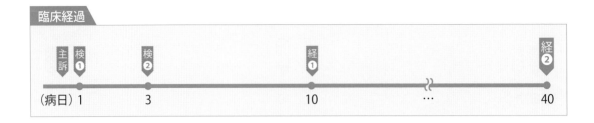

臨床経過

（病日）1　　3　　　　　　　　10　　…　　40

経　過②

　プレドニゾロン内服中に尿量の増加が認められ，尿蛋白は徐々に減少し，やがて陰性化しました．また，同時に血清アルブミン値も上昇し，浮腫も改善しました．本症が完全寛解したため，内服開始から1か月経過したところでプレドニゾロンの漸減を開始し始め，30 mgとなったところで外来通院となりました．この間，ステロイド性骨粗鬆症の予防のため，アレンドロン酸ナトリウムの内服が開始されました．今後は再発に注意しながら，外来にてプレドニゾロンを漸減していく予定です．

【処方2】
　●アレンドロン酸ナトリウム水和物錠35 mg　1回1錠　週1回　朝起床時

このシートのポイント

●これは必ずチェックしよう
　①ステロイド性骨粗鬆症治療の第一選択薬
　②ビスホスホネート製剤内服にあたっての注意点
　③ビスホスホネート製剤が使用できない場合の代替薬にはどのような種類があるか
●できれば知っておこう
　④ステロイド性骨粗鬆症の管理はどのように行うのか
　⑤ビスホスホネート製剤において注意すべき副作用

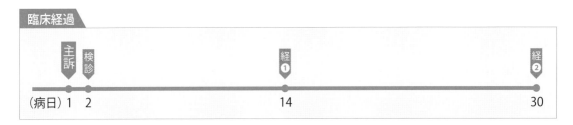

主　訴

　68歳，自営業．15年前から近医で糖尿病に対し治療が行われてきましたが，自己管理が不徹底であったため腎機能が徐々に低下し始め，外来主治医からはそろそろ透析療法を行わなければならないと伝えられていました．数日前から全身倦怠感が著明となり，食欲の低下および夜間の呼吸困難が出現したため，腎臓内科外来受診となりました．ここ数週間は食欲低下のため，内服治療も行っていなかったとのことでした．

　🔖このシートのポイント

　●これは必ずチェックしよう
　　①糖尿病で認められる主な臨床症状
　　②糖尿病の三大合併症
　　③現在，透析導入の原因疾患上位3疾患

　●できれば知っておこう
　　④本疾患による末期腎不全における特徴的な臨床症状

― 83 ―

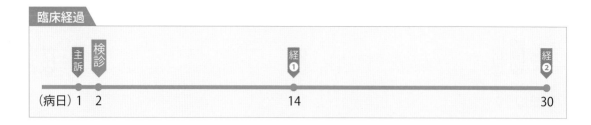

臨床経過

	主訴	検診		経①		経②
(病日)	1	2		14		30

検査・診断

　血液検査の結果，BUN 84 mg/dL，Cre 8.1 mg/dLと腎機能低下を認め，K^+ 6.4 mEq/L，Ca^{2+} 7.8 mg/dL，P 6.4 mg/dLと電解質異常もみられ，胸部レントゲン上肺うっ血も出現していたため，右内頸静脈に非カフ型カテーテルを留置し血液透析が開始されました．透析開始後より呼吸困難感は消失し，食欲も改善してきたため，内服による糖尿病治療が再開されました．

【処方1】
- ●リナグリプチン錠5 mg　　1回1錠　　1日1回　　朝食後
- ●ボグリボース錠0.2 mg　　1回1錠　　1日3回　　朝昼夕食直前

このシートのポイント

●これは必ずチェックしよう
　①透析患者に使用可能な経口血糖降下薬
　②透析患者に使用禁忌な経口血糖降下薬
　③透析患者に使用可能なインスリン製剤
●できれば知っておこう
　④緊急で透析治療の開始が必要な状況はどのような状態か

臨床経過

経　過①

　　バスキュラーアクセス確保のため，左前腕部に内シャント作成術が施行されました．術後2週間ほどで内シャントも発達し，初回穿刺にて十分な血流量を確保することができたため，退院となりました．今後は自宅近くの透析クリニックにて外来維持透析を継続していく予定となっています．

☜このシートのポイント

●できれば知っておこう
①バスキュラーアクセスを説明し，またその種類は
②自己血管にて内シャント作成を行う場合の手術部位の第一選択
③バスキュラーアクセスに関連する合併症にはどのようなものがあるか

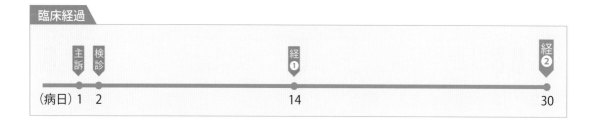

経　過②

　　自宅近くの透析クリニックで，週3回の外来維持透析を継続しており，体調は非常によいとのことでした．糖尿病の治療とともに透析合併症の治療のため，内服治療が行われています．

【処方2】
- ●ニフェジピン徐放錠20 mg　1回1錠　1日1回　朝食後
- ●沈降炭酸カルシウム錠500 mg　1回1錠　1日3回　朝昼夕食直後
- ●炭酸ランタン水和物錠250 mg　1回1錠　1日3回　朝昼夕食後
- ●ポリスチレンスルホン酸ナトリウム末5 mg　1回1包　1日3回　朝昼夕食後
- ●リナグリプチン錠5 mg　1回1錠　1日1回　朝食後
- ●ボグリボース錠0.2 mg　1回1錠　1日3回　朝昼夕食直前

このシートのポイント

●これは必ずチェックしよう
　①透析患者に使用可能な降圧薬の種類
　②透析患者に処方されるリン吸着薬
　③透析患者に使用されるカリウム降下薬

臨床経過

主訴 検診 経① 経② 経③

（病日） 1 1 1　　　　8　　　　…　　　　99

主　訴

　60歳，主婦．健康診断を受診したところ，蛋白尿と腎機能低下を指摘され，総合病院の腎臓内科を受診するよう勧められました．30歳頃から健康診断で高血圧を指摘され，その後，蛋白尿も指摘されていましたが，自覚症状が特になかったため放置していました．今回，初めて腎機能低下を指摘されたため，将来的に透析療法になることを心配して当院外来を受診しました．

このシートのポイント

● これは必ずチェックしよう
　① 現在，降圧目標値は基礎疾患ごとに設定されています．それぞれの基礎疾患をあげてみよう
　② 腎疾患患者の降圧目標

● できれば知っておこう
　③ 高血圧症の種類
　④ 診察室血圧の測定方法

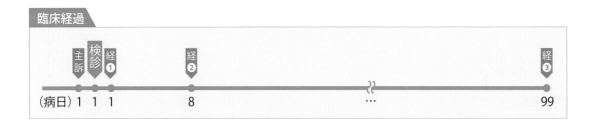

臨床経過

主訴	検診	経❶		経❷		経❸

(病日) 1 1 1　　　　8　　　　…　　　　99

検査・診断

　血圧156/94 mmHg, 尿蛋白(1+) 0.6 g/gCre, 尿潜血(-), BUN 24 mg/dL, Cre 1.8 mg/dL, eGFR 21 mL/minと蛋白尿および腎機能低下が認められたため, 慢性腎臓病と診断しました. 腹部CT上先天的に片腎であったことから腎生検は困難であり, 蛋白尿が軽度で尿沈渣に異常なく, 高血圧の病歴が長かったこととから腎硬化症が原因疾患として考えられました. 今後外来通院していただくことになりました.

このシートのポイント

● これは必ずチェックしよう
　① 本疾患名とその定義
　② 本疾患の病期分類

● できれば知っておこう
　③ 腎硬化症の診断基準
　④ 本症例で原疾患として腎硬化症が考えられた根拠

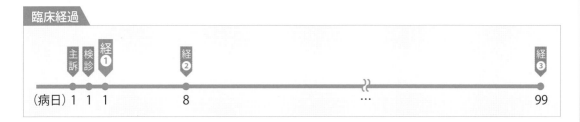

経　過①

　外来にて経過観察するにあたり，腎機能保護のため，既往の高血圧症に対し薬物療法が開始されました．また，同時に食事指導（塩分制限1日6g）と運動療法（1日30分程度のウォーキング）が励行されました．

【処方1】

● オルメサルタンメドキソミル錠10mg　1回1錠　1日1回　朝食後
● シルニジピン錠10mg　1回1錠　1日1回　朝食後

👉このシートのポイント

●これは必ずチェックしよう
　①本疾患患者の降圧療法のポイント
　②腎機能の低下した患者にRAS阻害薬を投与するときの注意点
●できれば知っておこう
　③本疾患患者の食事療法のポイント

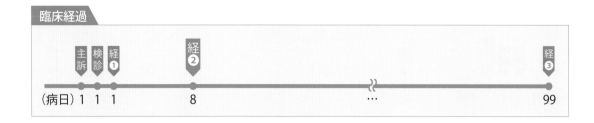

臨床経過

経　過②

　RAS阻害薬の治療効果および副作用の確認のため，1週間後に再診したところ，血清K⁺ 4.6 mEq/Lと血清クレアチニンの上昇はみられず，家庭血圧でも124/70 mmHgと血圧コントロール良好であったため，今後は月1回の外来通院を継続することになりました.

🔎このシートのポイント

●これは必ずチェックしよう
　①本疾患患者の降圧目標
　②高カリウム血症になると，どのような症状が出るか

●できれば知っておこう
　③一般高血圧患者の降圧目標
　④高カリウム血症の心電図の変化

臨床経過

主訴 検診 経① 経② 経③

（病日）1 1 1 8 … 99

経　過③

　血圧コントロールは良好に維持されたまま外来通院を続けていましたが，腎機能低下が徐々に進行し，血清クレアチニンが 2 mg/dL を超えてきた頃から徐々に貧血を認めるようになりました．そこで，貧血の原因精査のため血中エリスロポエチン濃度を測定したところ，20 mIU/mL と正常範囲内であり，腎性貧血になっていると考えられました．今後，エリスロポエチン製剤の皮下注射を検討していく予定です．

【処方2】
● ダルベポエチンアルファ注 30 μg　2週間ごと　皮下注

このシートのポイント

● これは必ずチェックしよう
　① 腎性貧血の定義
　② 本症例でエリスロポエチン濃度が正常範囲内であるにもかかわらず，腎性貧血がある
　　と考えた理由
● できれば知っておこう
　③ 透析導入前の本疾患患者における，維持すべき目標ヘモグロビン値
　④ エリスロポエチン製剤の種類

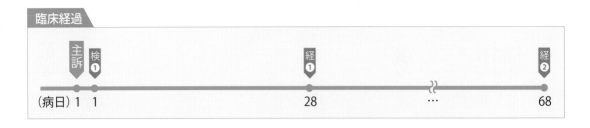

臨床経過

主訴 検① 経① 経②

(病日) 1　1　　　　　　　　　　　　28　　　…　　　68

主　訴

　71歳男性．数年前に定年で退職しました．3年ほど前から公衆トイレなどで周囲の人たちよりも排尿に時間がかかる，尿の切れが悪いといったことが気になるようになり，特にこの半年尿が出づらい，夜間2〜3回排尿に起きるといった症状が強くなりました．

　会社員時代からの健診で高血圧と高脂血症を指摘されて近医で内服治療中でしたが，上記症状について相談したところ専門医の受診を勧められました．

🔖このシートのポイント

●これは必ずチェックしよう
　①尿が出づらいという時の具体的な症状（尿勢，出るまでの時間，切れが悪い，残尿感などの観点から）
　②夜間頻尿について説明し，その原因とは
　③頻尿と多尿の違い

●ここまで踏み込もう
　④排尿困難の原因について（膀胱・尿路の解剖と生理を踏まえて）

●できれば知っておこう
　⑤乏尿，多尿，無尿の定義とその原因

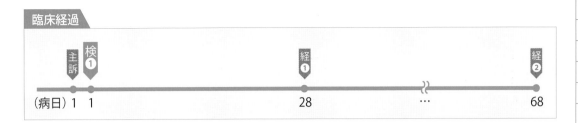

検査・診断①-1

　総合病院泌尿器科を受診し，排尿状態を問診して点数化（自覚症状の程度），尿流量測定と残尿測定で客観的な排尿状態の評価，直腸指診と腹部超音波検査，血清前立腺特異抗原（PSA）測定で前立腺の評価を受け，本疾患と診断されました．

どれくらいの割合で次のような症状がありましたか	全くない	5回に1回の割合より少ない	2回に1回の割合より少ない	2回に1回の割合くらい	2回に1回の割合より多い	ほとんどいつも
この1か月の間に，尿をしたあとにまだ尿が残っている感じがありましたか	0	1	2	③	4	5
この1か月の間に，尿をしてから2時間以内にもう一度しなくてはならないことがありましたか	0	1	②	3	4	5
この1か月の間に，尿をしている間に尿が何度もとぎれることがありましたか	0	1	2	3	④	5
この1か月の間に，尿を我慢するのが難しいことがありましたか	0	1	2	③	4	5
この1か月の間に，尿の勢いが弱いことがありましたか	0	1	2	3	4	⑤
この1か月の間に，尿をし始めるためにお腹に力を入れることがありましたか	0	1	2	3	④	5

	0回	1回	2回	3回	4回	5回以上
この1か月の間に，夜寝てから朝起きるまでに，ふつう何回尿をするために起きましたか	0	1	2	③	4	5

IPSS __24__ 点

	とても満足	満足	ほぼ満足	なんともいえない	やや不満	いやだ	とてもいやだ
現在の尿の状態がこのまま変わらずに続くとしたら，どう思いますか	0	1	2	3	4	⑤	6

QOL スコア __5__ 点

IPSS 重症度：軽症（0～7点），中等症（8～19点），重症（20～35点）
QOL 重症度：軽症（0，1点），中等症（2，3，4点），重症（5，6点）

【尿流量測定】
　最大尿流量5.8 mL/秒　72 mL排尿時　残尿54 mL.

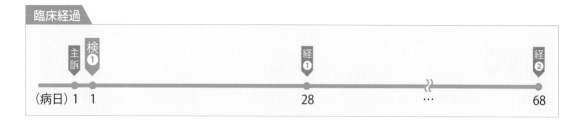

検査・診断①-2

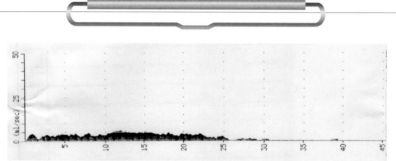

【直腸指診所見】前立腺は小鶏卵大，弾性軟，圧痛なく中央溝は浅い，硬結触れず．
　血清前立腺特異抗原（PSA）値3.4 ng/mL.
【尿一般検査】黄色，清，比重1.012，潜血(-)，蛋白(-)，糖(-).

超音波所見

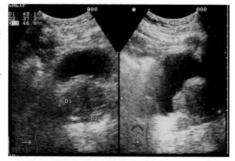

　前立腺は49 mm×37 mm×46 mmの大きさであり，約47cm³と正常の2倍大で膀胱内に突出していました．

　以上の結果から本疾患と診断され，以下の処方を受けました．

【処方1】
●タムスロシン塩酸塩錠0.2 mg　1回1錠　1日1回　朝食後　28日分

👉このシートのポイント

●これは必ずチェックしよう
　①α1ブロッカーの作用機序と副作用

●ここまで踏み込もう
　②本疾患の症状緩和に使われる生薬系の薬剤とα1ブロッカーとの違い

●できれば知っておこう
　③本疾患と前立腺癌の病態，症状，検査所見などの違い

臨床経過

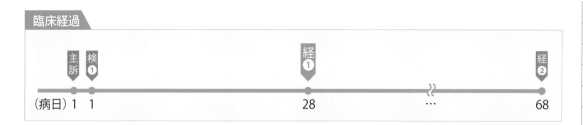

（病日）1　1　　　　　　　　　　28　…　68

経　過①

　タムスロシン塩酸塩の内服を開始して1週間ほどで以前よりも排尿の勢いがよくなったように感じました．しかし4週間後改めて受診した際に症状をチェックしたところ，排尿症状は改善しましたが，頻尿などの蓄尿症状についてはあまり変わっておらず，QOLスコアでも不満が残りました．主治医は前立腺自体を小さくする抗男性ホルモン作用のある薬を使用するか，頻尿そのものを抑える薬を追加するか，より総合的な作用から炎症を抑えたり，局所の血流を増加させることで症状の改善を試みるか，希望に応じて薬を追加しましょうと説明がありました．

　排尿症状が改善したので現在の状態に影響が少ない方法を希望しました．主治医からタムスロシンに加えて【処方2】を受け，様子を見ることになりました．

【処方2】

●タダラフィル錠5 mg　1回1錠　1日1回　朝食後

どれくらいの割合で次のような症状がありましたか	全くない	5回に1回の割合より少ない	2回に1回の割合より少ない	2回に1回の割合くらい	2回に1回の割合より多い	ほとんどいつも
この1か月の間に，尿をしたあとにまだ尿が残っている感じがありましたか	0	1	2	③	4	5
この1か月の間に，尿をしてから2時間以内にもう一度しなくてはならないことがありましたか	0	1	②	3	4	5
この1か月の間に，尿をしている間に尿が何度もとぎれることがありましたか	0	1	2	③	4	5
この1か月の間に，尿を我慢するのが難しいことがありましたか	0	1	②	3	4	5
この1か月の間に，尿の勢いが弱いことがありましたか	0	1	2	③	4	5
この1か月の間に，尿をし始めるためにお腹に力を入れることがありましたか	0	1	2	③	4	5

	0回	1回	2回	3回	4回	5回以上
この1か月の間に，夜寝てから朝起きるまでに，ふつう何回尿をするために起きましたか	0	1	2	③	4	5

IPSS　19　点

	とても満足	満足	ほぼ満足	なんともいえない	やや不満	いやだ	とてもいやだ
現在の尿の状態がこのまま変わらずに続くとしたら，どう思いますか	0	1	2	3	④	5	6

QOLスコア　4　点

IPSS 重症度：軽症（0〜7点），中等症（8〜19点），重症（20〜35点）
QOL 重症度：軽症（0，1点），中等症（2，3，4点），重症（5，6点）

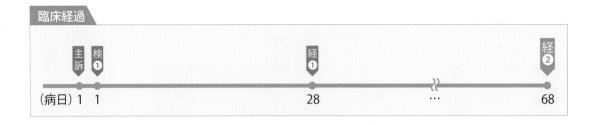

主訴
検①
経①
経②

（病日）1　1　　　　　　　　　　　　　28　　　…　　　68

経　過②

　2か月ほどで尿意ががまんできないといった症状もほぼ落ち着き，おおむね満足できる状態になったのですが，本症が治ったわけではないと主治医から説明され，いずれ折りをみて主治医に勧められた内視鏡手術など根治的治療も検討しようと考えています．

【処方3】
- タダラフィル錠2.5 mgまたは5 mg　1回1錠　1日1回　朝食後
- オオウメガサソウエキス・ハコヤナギエキス・セイヨウオキナグサエキス・スギナエキス・精製小麦胚芽油配合剤　1回1錠　1日3回　朝昼夕食後
- デュタステリドカプセル0.5 mg　1回1カプセル　1日1回　朝食後
- クロルマジノン酢酸エステル錠50 mg　1回1錠　1日1回　朝食後
- イミダフェナシン錠0.1 mg　1回1錠　1日1回　夕食後（夜間頻尿）

このシートのポイント

●これは必ずチェックしよう
　①追加処方例の薬剤はそれぞれどのような作用を期待されているか
●ここまで踏み込もう
　②追加処方例の薬剤で併用禁忌の薬剤や要注意の病態
●できれば知っておこう
　③手術的治療やカテーテル留置などの絶対的な適応はどのような場合か

臨床経過

主訴　検❶　経❶　　　　　　　　　　　　　　検❷　経❷

（病日）1　30　37　　　　…　　　730　737

主　訴

　65歳女性．約20年前より全身性エリテマトーデス（SLE）の診断で加療が継続されています．胸部CT像で胸膜にそって線状陰影を認め，SLEに伴う間質性肺炎の合併と診断されています．最近，軽い腰痛がありその精査と，骨粗鬆症の診断・治療のため受診されました．ステロイド薬投与（経口プレドニゾロン8 mg/日）が行われています．これまで骨折したことはありません．その他の既往歴に膵嚢胞性腫瘍があります．

　腰椎のレントゲン撮影，骨密度測定が予定されました．

　　　このシートのポイント

●これは必ずチェックしよう
　①本疾患の臨床症状にはどのようなものがあるか
　②診断基準と検査について

●ここまで踏み込もう
　③続発性の本疾患の原因疾患には何があるか

●できれば知っておこう
　④本疾患の発症機序と骨リモデリングについて

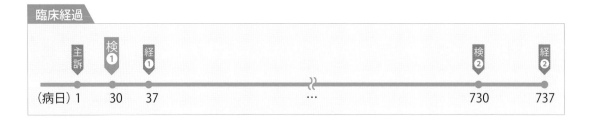

臨床経過

	主訴	検①	経①	…	検②	経②
(病日)	1	30	37		730	737

検査・診断①

【腰椎X線撮影】第4/5腰椎間の椎間板狭小化と第4腰椎の変性すべり症を認めました．骨折はありませんでした（右図）．

【骨密度測定】腰椎（第2〜4平均）骨密度は0.844 g/cm²（YAM 83％），大腿骨骨密度は頚部では0.651 g/cm²（YAM 83％），Totalでは0.837 g/cm²（YAM 97％）でした（下図）．

　血中カルシウムは9.7 mg/dL，血中リン3.6 mg/dL，アルカリホスファターゼ270 U/L，尿素窒素18.0 mg/dL，クレアチニン0.55 mg/dL，eGFR 83.2 mL/min/1.73 m²でした．

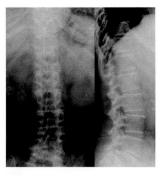

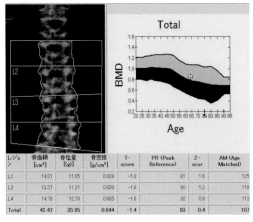

レジョン	骨面積 [cm²]	骨塩量 [(g)]	骨密度 [g/cm²]	T- score	PR (Peak Reference)	Z- scor	AM (Age Matched)
L2	14.31	11.85	0.828	-1.8	81	1.6	119
L3	13.37	11.21	0.838	-1.9	80	1.2	119
L4	14.79	12.79	0.865	-1.6	82	0.8	113
Total	42.47	35.85	0.844	-1.4	83	0.4	107

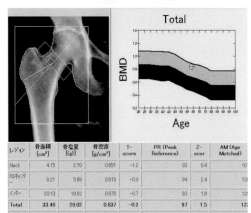

レジョン	骨面積 [cm²]	骨塩量 [(g)]	骨密度 [g/cm²]	T- score	PR (Peak Reference)	Z- scor	AM (Age Matched)
Neck	4.15	2.70	0.651	-1.2	83	0.4	10
トロキャンター	9.21	5.69	0.618	-0.8	94	2.4	13
インター	20.13	19.62	0.975	-0.7	93	1.9	12
Total	33.48	28.02	0.837	-0.2	97	1.5	12
ワーズ	1.13	0.52	0.457	-2.2	62	1.2	11

このシートのポイント

●これは必ずチェックしよう
　①ステロイド薬投与例での本疾患に対する薬物治療の適応は何か

●ここまで踏み込もう
　②ステロイド性の本疾患では骨密度が正常でも治療が必要なのはなぜか

●できれば知っておこう
　③骨代謝マーカーにはどのようなものがあるか

臨床経過

```
           主    検      経                                    検          経
           訴    ❶      ❶                                    ❷          ❷
(病日)1      30     37                      …              730          737
```

経　過①

この結果，【処方1】が開始されました．

【処方1】

●アルファカルシドール錠1μg　1回1錠　1日1回　朝食後　14日分

その後腰痛は消失し，日常生活での支障はありませんでした．プレドニゾロンとアルファカルシドールの投与は継続されました．

その後，孫を抱いたときに軽い腰痛がありましたが，ぎっくり腰だと思い，痛みも軽かったので，放置していました．

このシートのポイント

●これは必ずチェックしよう
　①本疾患治療薬とその作用機序
●ここまで踏み込もう
　②ステロイド性の本疾患に対する第1選択薬は

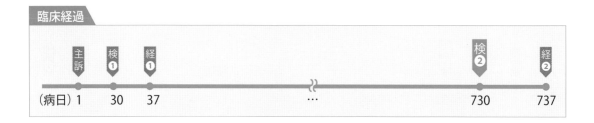

臨床経過

| 主訴 | 検❶ | 経❶ | | 検❷ | 経❷ |

(病日) 1　　30　　37　　…　　730　　737

検査・診断②

　前回の検査2年後に骨密度測定のために来院されました．
そこでX線撮影と骨密度測定が実施されました．

【腰椎X線撮影】
　第12胸椎に圧迫骨折を認めました（右図）．

【骨密度測定】
　腰椎（第2〜4平均）骨密度は0.853 g/cm²（YAM 84％），大
腿骨骨密度は頚部では0.654 g/cm²（YAM 83％），Totalでは
0.833 g/cm²（YAM 97％）でした．

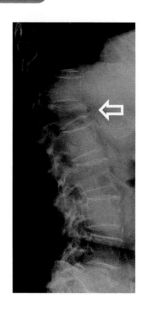

👉このシートのポイント

●これは必ずチェックしよう
　①本疾患の治療効果判定はどのようになされるか

●ここまで踏み込もう
　②本疾患の治療目標は

●できれば知っておこう
　③本疾患によって起こる主な骨折は

臨床経過

| 主訴 | 検❶ | 経❶ | … | 検❷ | 経❷ |

（病日）1　　30　　37　　　　…　　　　730　　737

経　過②

　　そこで，アルファカルシドールの処方を中止し，【処方2】が処方されました．

【処方2】

●テリパラチド（遺伝子組換え）注600μg
　1日1回テリパラチド（遺伝子組換え）として20μgを皮下に注射（自己注射）

　2年間のテリパラチド（遺伝子組換え）投与の後，ゾレドロン酸4mgの点滴静注（年1回）が行われました．

👉このシートのポイント

●これは必ずチェックしよう
　①テリパラチドの種類と投与方法
　②ビスホスホネートの種類と投与方法
　③ビスホスホネートの主な副作用

●ここまで踏み込もう
　④本疾患治療薬の逐次投与
　⑤ビスホスホネートの休薬

●できれば知っておこう
　⑥顎骨壊死とその対応

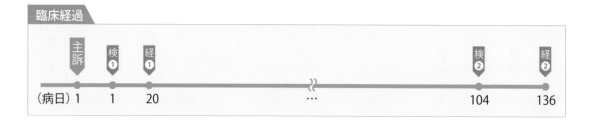

臨床経過

主　訴

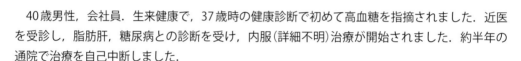

　40歳男性，会社員．生来健康で，37歳時の健康診断で初めて高血糖を指摘されました．近医を受診し，脂肪肝，糖尿病との診断を受け，内服（詳細不明）治療が開始されました．約半年の通院で治療を自己中断しました．

　検診でも尿糖陽性を指摘され，特に自覚症状はなく放置するつもりでいたところ，上司から精査を受けるように勧められて，病院を受診しました．

【既往歴】
　特記すべき事項なし．
【家族歴】
　母親が胃癌の手術を受けましたが，健在です．
【生活歴】
　喫煙：20本/日×20年，アルコール：毎日ビール1L，酎ハイ3杯．
　清涼飲料は缶コーヒーを1日2〜3缶のみ，食事は朝を欠食し，昼と夕の2食のみ摂取します．仕事は事務職で運動習慣がありません．

このシートのポイント

●これは必ずチェックしよう
　①本疾患患者の年齢分布や傾向
　②本疾患検診後の患者
　③日本人の栄養の実態

臨床経過

	主訴	検①	経①	…	検②	経②
（病日） 1	1	20			104	136

検査・診断①

【来院時身体所見】

身長：168.0 cm，体重：65.2 kg，標準体重：62.1 kg，BMI：23.1 kg/m².

血圧149/88 mmHg，体温35.3℃.

【血液生化学検査】

随時血糖217 mg/dL，HbA1c 8.7%.

尿検査：pH 6.0, 糖定性(4+)，蛋白定性(-)，ビリルビン(-)，アセトン体(-)，混濁(-)，白血球(-).

【入院後血液生化学検査】

GOT 15 IU/L，GPT 16 IU/L，ALP 208 IU/L，LDH 132 IU/L，γ-GTP 45 IU/L，Na 137 mEq/L，K 4.5 mEq/L，Cl 100 mEq/L，BUN 119 mg/dL，Cre 0.69 mg/dL，CCr 100.3 mL/min，尿アルブミン67.1 mg/g・Cre，空腹時血糖197 mg/dL，空腹時インスリン6.5 μU/mL，血清CPR 1.47 ng/mL，尿CPR 79 μg/day，TC 246 mg/dL，TG 193 mg/dL，HDL-C 57 mg/dL，LDL-C160 mg/dL，HOMA-R 3.16，HOMA-β 17.4，CPR-index 0.74.

【入院後生理検査】

・末梢神経伝導速度：下肢知覚神経肢遅延を認めました.

・腹部超音波検査：脂肪肝.

・頸動脈超音波検査：両側総頸動脈〜内頸動脈にかけて1.2〜2.2mm プラークが散在しました.

・ABI：右1.19，左1.16.

・baPWV：右1,304 cm/s，左1,210 cm/s.

【入院後その他の検査】

・両足のアキレス腱反射低下および振動覚の異常を認めました.

・眼底検査にて網膜症の合併を認めませんでした.

このシートのポイント

●これは必ずチェックしよう

①本疾患の診断基準

②本疾患の合併とは

●ここまで踏み込もう

③本疾患病態評価指標について

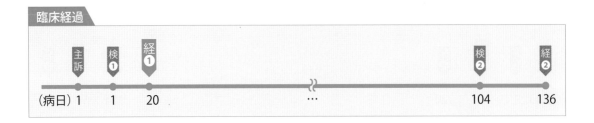

臨床経過

主訴	検①	経①	...	検②	経②
(病日) 1	1	20	...	104	136

経　過①

　外来の検査結果から無治療の進行した糖尿病と診断されました．2週間の糖尿病教育入院を行いました．入院中に経口血糖降下薬のほかインスリン強化療法が導入されて病院を退院しました．

【処方1】

● リナグリプチン錠5 mg　1回1錠　1日1回　朝食後
● インスリン　アスパルト注　1日3回　朝昼夕食直前　朝6単位　昼6単位　夕6単位
● インスリン　グラルギン注　1日1回　眠前9単位
● ロサルタンカリウム錠50 mg　1回1錠　1日1回　朝食後

このシートのポイント

● これは必ずチェックしよう
　①インスリン治療の適応条件
　②本疾患の経口治療薬

● ここまで踏み込もう
　③本疾患合併高血圧の治療

● できれば知っておこう
　④ARBの臓器保護作用

臨床経過

	主訴	検①	経①		検②	経②
（病日）	1	1	20	…	104	136

検査・診断②・経過②

外来での検査結果から徐々に血糖コントロールが改善され，外来通院3か月目にはHbA1c 6.0%となりました．自己血糖測定記録から低血糖発生頻度が増え，食後高血糖パターンを示しました．インスリン自己注射を中止しました．血圧は124/72 mmHg，尿アルブミン 14 mg/g・Cre.

【処方2】
● リナグリプチン錠5 mg　1回1錠　1日1回　朝食後
● ボグリボース錠0.3 mg　1回1錠　1日3回　朝昼夕食直前
● ロサルタンカリウム錠50 mg　1回1錠　1日1回　朝食後

低血糖はなくなり，安定した良好な血糖コントロールを継続することができました．

このシートのポイント

● これは必ずチェックしよう
　①血糖管理の量と質
　②血糖コントロール目標

● ここまで踏み込もう
　③低血糖リスク

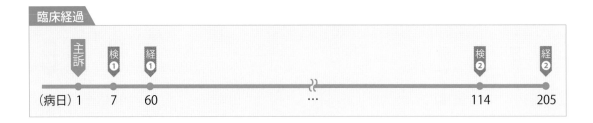

臨床経過

	主訴	検1	経1	…	検2	経2
(病日)	1	7	60	…	114	205

主　訴

　49歳女性．数日前から続いた頭痛のため，近医を受診しました．筋緊張性頭痛と診断されましたが，スクリーニング検査にてLDL-C 268 mg/dLと高値を認め，精査目的にA病院に紹介されました．

【既往歴】
　特記すべき所見なし．

【家族歴】
　母親は脂質異常症で内服治療中．

【生活習慣】
　喫煙：2本/日×30年，アルコール：機会飲酒，仕事：ウェイトレス（パート）．

このシートのポイント

●これは必ずチェックしよう
　①本疾患の分類
●ここまで踏み込もう
　②原発性の本疾患
●できれば知っておこう
　③家族歴から原発性の本疾患について疑う

臨床経過

主訴　検① 　経①　　　　　　　　　　　　　検②　　経②

（病日）1　7　60　　　…　　　114　　205

検査・診断①

【血液生化学検査】

　TC 383 mg/dL，TG 76 mg/dL，HDL-C 61 mg/dL，LDL-C 291 mg/dL，GOT 12 IU/L，GPT 8 IU/L，γ-GTP 14 IU/L.

【生理検査】

　頸動脈超音波検査：右総頸動脈〜外頸動脈にかけてIMT肥厚ないし石灰化を伴ったプラークが多発しています．maxIMT 1.5 mm．左総頸動脈〜外頸動脈にかけてIMT肥厚ないし石灰化を伴ったプラークが多発しています．maxIMT 1.6 mm.

　心電図：洞調律，心拍数65/分整.

・ABI：右1.02，左1.09.

・baPWV：右1,132 cm/s，左1,090 cm/s.

【身体所見】

　身長169.2 cm，体重73.5 kg，BMI 25.7 kg/m².

　両眼瞼黄色腫を認め，アキレス腱の肥厚（右13 mm，左14 mm）.

【処方1】

●ピタバスタチンカルシウム水和物錠1 mg　1回1錠　1日1回　朝食後

🖐このシートのポイント

●これは必ずチェックしよう
　①本疾患の診断方法
　②本疾患の特徴的な身体所見

●ここまで踏み込もう
　③動脈硬化の臨床診断法

●できれば知っておこう
　④本疾患の表現型分類

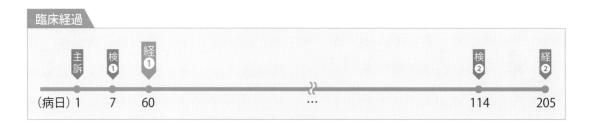

	主訴	検❶	経❶		検❷	経❷
(病日)	1	7	60	…	114	205

経　過①

食事療法は1,600 kcalを指導しました.

【処方2】
- ●ピタバスタチンカルシウム水和物錠2 mg　1回2錠　1日1回　朝食後

🔎 このシートのポイント

●これは必ずチェックしよう
　①本疾患の治療方法
　②本疾患の治療薬

臨床経過

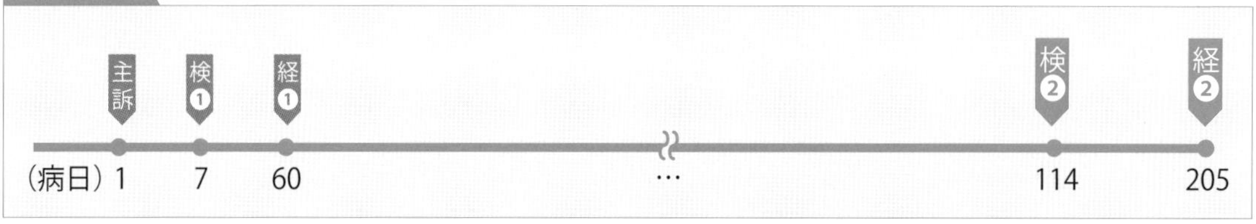

| 主訴 | 検❶ | 経❶ | … | 検❷ | 経❷ |

（病日）1　　7　　60　　　　　…　　　　114　　205

検査・診断②・経過②

【血液生化学検査】

TC 323 mg/dL，TG 85 mg/dL，HDL-C 53 mg/dL，LDL-C 244 mg/dL.

【処方3】

● ピタバスタチンカルシウム水和物錠2 mg　1回2錠　1日1回　朝食後
● エゼチミブ錠10 mg　1回1錠　1日1回　朝食後

　TCは217〜220 mg/dL，LDL-Cは149〜156 mg/dLとデータの安定を認めました．内服変更せず定期通院を行っています．

☞このシートのポイント

● これは必ずチェックしよう
　①リスク区分別脂質管理目標値
　②冠動脈疾患絶対リスク評価
　③薬物療法の併用

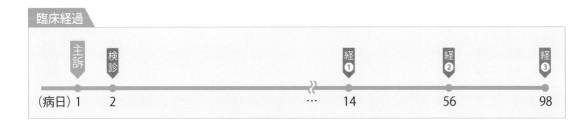

症例 28

臨床経過

主訴	検診	…	経①	経②	経③
（病日）1	2	…	14	56	98

主　訴

　55歳男性，会社員．営業のためにお得意先の接待も日常的にあり，このため飲酒はほぼ毎日です．ビールは好きだったのですが7年前から会社の健康診断でビールは血清尿酸値に悪いと聞いたので毎日500 mLにとどめており，焼酎のお茶割りを4杯程度飲んでいます．最近は運動不足で体重も増え，健診では肥満指数が28，血圧146/96 mmHg，脂質異常症を指摘されました．また腹部超音波検査で脂肪肝と腎結石があると言われました．

　一昨日は接待があり遅くまで飲酒し，就寝前に右足の親指の付け根がぴりぴりしましたが，そのまま眠りました．しかし，明け方に右足の強い痛みで目覚めました．右足の親指の付け根が真っ赤に腫れ上がっており，足を床につけることができませんでした（右図）．このときに，半年前に朝起きたら右足の親指の付け根が痛く，痛みのために少し足を引きずるくらいだったけれども2日目にはすっかりよくなったことがあったことを思い出しました．今回は痛みがなかなかよくならず，翌日に当院を受診しました．

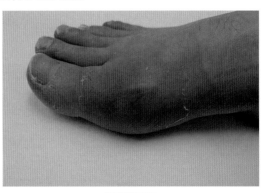

初診時所見

このシートのポイント

●これは必ずチェックしよう
　①急性単関節炎を起こす疾患は
　②尿酸が関連する生体内の代謝系および血清尿酸値
●ここまで踏み込もう
　③本疾患が起こりやすい年齢と性別
　④本疾患の症状について

主訴	検診		経1	経2	経3
（病日）1	2	…	14	56	98

検査・診断

【血液検査】

　白血球数9,700/mm^3，AST 56 IU/L，ALT 65 IU/L，γ-GTP 135 IU/L，クレアチニン 0.9 mg/dL，尿酸 8.2 mg/dL，血糖値95 mg/dL，CRP 2.31 mg/dL.

【関節液検査】（右図）

　血液検査や関節液検査を行い，その結果以下のとおり処方されました.

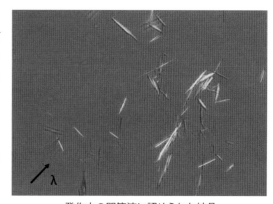

発作中の関節液に認められた結晶

右母趾中足趾節関節から関節液を穿刺し，偏光顕微鏡で検鏡. 鋭敏色板を挿入して観察すると赤紫色の背景に矢印の方向に並行に結晶を置くと黄色，90°回転させると青色に変化することで本化合物結晶と診断できる.

【処方1】

　初日のみ

　●ナプロキセン錠100 mg　1回3錠　3時間おきに3回

【処方2】

　翌日以降

　●ナプロキセン錠100 mg　1回3錠　1日2回　朝夕食後　10日分

このシートのポイント

●これは必ずチェックしよう
　①本疾患発作の検査と診断
　②本疾患発作の治療薬と投与法は

●ここまで踏み込もう
　③本疾患発作の治療薬の選択は

●できれば知っておこう
　④本疾患発作のメカニズム

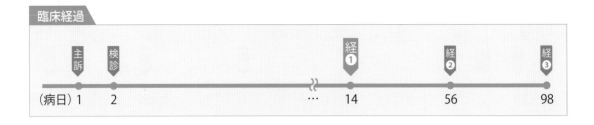

臨床経過

(病日) 1　2　…　14　56　98
主訴　検診　経①　経②　経③

経　過①

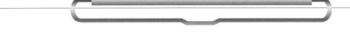

　6日後には症状はすっかり消失しました．患者さんは14日目に来院しました．関節炎の所見は完全に消失しており，これから本疾患の治療を行っていくことになりました．そこで【処方3】が処方されました．

【処方3】
　●フェブキソスタット錠10 mg　1回1錠　朝食後28日分

　さらに28日後（42病日）には【処方4】が処方されました．

【処方4】
　●フェブキソスタット錠20 mg　1回1錠　朝食後28日分

☞このシートのポイント

●これは必ずチェックしよう
　①本疾患の治療薬の種類と選択は

●ここまで踏み込もう
　②本疾患の治療薬の適応は
　③なぜ，その治療薬を投与するのか
　④血清中の本化合物のコントロール目標は

臨床経過

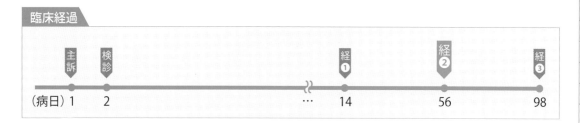

	主訴	検診		経①	経②	経③
(病日)	1	2	…	14	56	98

経　過②

　患者さんは2日前から右母趾中趾節関節が再び痛み，来院しました．局所はやや腫脹し発赤があります．本疾患発作と診断し，【処方5】が処方され，前回(病日42)の処方に追加して服用することになりました．

【処方5】
- ●ナプロキセン錠100mg　1回3錠　1日2回　朝夕食後　7日分

👆このシートのポイント

本疾患の治療薬投与中の発作について

●これは必ずチェックしよう
　①なぜ起こるのか
　②その対処法は
　③本疾患の治療薬はどうすればよいか

●ここまで踏み込もう
　④予防法は
　⑤本疾患の治療薬投与時に患者に行うべき説明とは
　⑥本疾患の治療薬投与中に発作が起こるメカニズムから考えると，発作時に使ってはいけない非ステロイド性抗炎症薬は何か

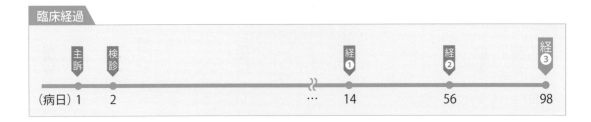

臨床経過

主訴　検診　　　　　　　　　　経①　経②　経③

（病日）1　2　…　14　56　98

経　過③

　その後は本疾患発作の再発はなく，病日70日にフェブキソスタットは1日40 mgに増量されました．病日98日目の血液検査は以下のとおりでした．

【血液検査】

　白血球数 5,000/mm³，AST 42 IU/L，ALT 54 IU/L，γ-GTP 100 IU/L，クレアチニン 0.8 mg/dL，尿酸 5.8 mg/dL，血糖値 92 mg/dL，CRP 0.01 mg/dL.

このシートのポイント

●これは必ずチェックしよう
　①尿酸の代謝
　②血清尿酸値を上げる要因

●ここまで踏み込もう
　③本疾患の生活指導
　④本疾患で合併しやすい疾患
　⑤尿酸降下薬の作用点

症例 29

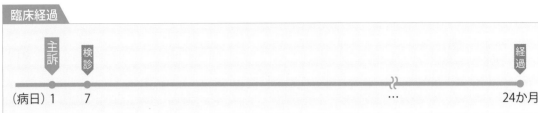

臨床経過

主訴　検診　　　　　　　　　　　　　　　　　　　経過

（病日）1　　7　　　　　　　　　　　　　…　　　24か月

主　訴

　28歳女性，会社員．これまで大きな病気の既往はなく，健康診断でも異常を指摘されたことはありませんでした．4か月前より月経周期の乱れを認め，婦人科を受診しましたが，特に異常は認めませんでした．3か月前より体重が減り始め，この頃から階段の上り下りで息切れを自覚するようになりました．2か月前からは仕事中にデスクに座っていても動悸が気になるようになり，文字を書くときに手が震えて上手く書けなくなりました．受診の1か月前には食事はしっかり摂っていたのに体重が5 kgも減っていることに気づき，この頃には無月経となっていました．1週間前に家族から首の腫れと目つきが変わったことを指摘されたことから一連の症状について心配になり，当院を受診しました．

👉このシートのポイント

●これは必ずチェックしよう
　①甲状腺ホルモンの働き，機能異常によって生じる症状
　②体重減少をきたす疾患（鑑別疾患）
●ここまで踏み込もう
　③本疾患の病態
●できれば知っておこう
　④本疾患と甲状腺中毒症の違い

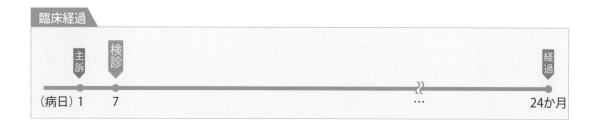

臨床経過

主訴	検診			経過
（病日）1	7		...	24か月

検査・診断

　診察時，甲状腺腫および軽度の眼突を認め，甲状腺疾患が疑われました．同日に血液検査を施行したところ，TSH受容体抗体陽性の甲状腺機能亢進症が判明し，頸部超音波検査では甲状腺のびまん性腫大を認めたため，本症の診断となりました．薬物治療が選択され，早期の挙児希望もないため，【処方1】で治療開始となりました．

【処方1】

　●チアマゾール錠5 mg　1回3錠　1日1回　朝食後　14日分

このシートのポイント

●これは必ずチェックしよう
　①バセドウ病の診断に必要な検査
　②抗甲状腺薬の副作用は　治療開始初期の投薬期間および注意点
●ここまで踏み込もう
　③副作用が疑われた際の対応
●できれば知っておこう
　④バセドウ病のその他の治療

臨床経過

主訴　検診　　　　　　　　　　　　　　　　　経過

（病日）1　　7　　　　　　　　　　…　　　　24か月

経　過

　治療開始から2か月間は2週間ごとに肝機能と白血球数および白血球分画を検査し，副作用を認めませんでした．甲状腺機能も徐々に改善し，チアマゾール（MMI）も漸減することができました．治療開始から1年経過した時点で，MMIは1日量2.5 mgで甲状腺機能正常，TSH受容体抗体も基準値をわずかに超える程度でしたが，外来受診時に挙児希望の訴えがありました．このためプロピルチオウラシル（PTU）50 mgへ投薬を変更し，3か月間副作用観察を行いました．PTUでも副作用は認めず，その4か月後に妊娠が判明しました．妊娠中に投薬量は漸減し，妊娠10週の時点で投薬中止としました．その後再発は認めず，寛解状態にて出産に至りました．産後も再発なく，経過観察を継続しています．

このシートのポイント

●これは必ずチェックしよう
　①抗甲状腺薬の副作用の頻度

●ここまで踏み込もう
　②妊娠中は妊娠時期によって投薬できるものとできないものがあります．どういった理由でどの時期に使ってはいけないのか

●できれば知っておこう
　③抗甲状腺薬を服用しながら授乳する場合の注意点

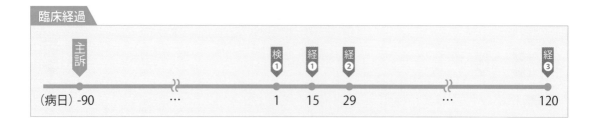

症例 30

	主訴		検1	経1	経2		経3
（病日）-90		…	1	15	29	…	120

主　訴

　19歳女性，大学2年生．これまでに特別な病気にかかったことはありません．大学入学後，はじめて一人暮らしを始めました．食生活は，朝食は抜くことが多いですが，昼は外食，夜は自炊できちんと食べています．いまから3か月前，寒い日が続いているにもかかわらず，冷たい氷が無性に食べたくなる感じがしばしば起こり，実際に冷蔵庫から氷を出してなめていました．またアイスクリームを買ってきて食べることもしばしばでした．同じ頃より，ときどき頭全体が痛むような頭痛を感じるようになりましたが，日常生活に異常を感じるほどにひどいものではありませんでした．春になって，ネールアートのお店に行ったときに，爪が内側にくぼんで変形していることに気づきました．またこの頃より食べ物が飲み込みにくい感じがするようになりました．大学の保健室で相談したところ，近くの病院での検査を勧められ，受診しました．

🔖このシートのポイント

● これは必ずチェックしよう
　① 寒い時に冷たいものが食べたくなるというような症状とは
　② 若い女性で頭痛をきたす疾患について
● ここまで踏み込もう
　③ 消化器症状について

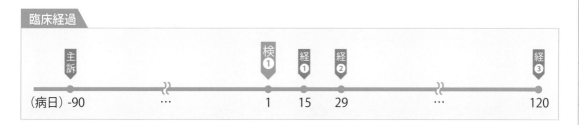

検査・診断①

血液検査の結果は以下のとおりでした.

赤血球320万/μL, 血色素量6.2 g/dL, ヘマトクリット20%, 血清鉄8μg/dL, 不飽和鉄結合能(UIBC)452μg/dL, 血清フェリチン10 ng/mL未満.

その結果【処方1】のとおり処方されました.

【処方1】
● クエン酸第一鉄ナトリウム錠50 mg　1回2錠　1日1回　朝食後　14日分

☞このシートのポイント

● これは必ずチェックしよう
　①本疾患の鑑別に用いる赤血球指数とは
　②本疾患の赤血球指数

● ここまで踏み込もう
　③赤血球指数による, 本疾患の鑑別診断

● できれば知っておこう
　④鉄代謝について

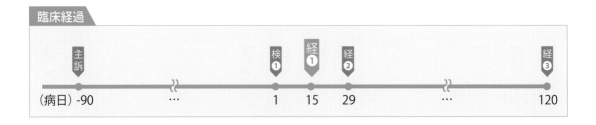

臨床経過

| | 主訴 | | 検① | 経① | 経② | | 経③ |

（病日）-90 … 1 15 29 … 120

経　過①

2週間後に再受診しましたが，症状は若干よくなった気がしますが，大きな改善はありませんでした．むしろ薬を飲んだ後，胃がむかつくという症状を訴えました．
そこで，【処方2】が追加されました．

【処方2】
- クエン酸第一鉄ナトリウム錠50 mg　1回2錠　1日1回　朝食後　14日分
- レバミピド錠100 mg　1回1錠　1日3回　朝昼夕食後　14日分

このシートのポイント

- これは必ずチェックしよう
  ①鉄剤の副作用について
  ②鉄剤の服薬指導について重要な点
- ここまで踏み込もう
  ③鉄剤とビタミンCとの併用の意義について

臨床経過

主訴　検①　経①　経②　　　　　経③

（病日）-90　…　1　15　29　…　120

経過②・検査

　　さらに2週間後に受診しました．頭痛や飲み込みにくさは改善しており，むかつきも収まっているという状況でした．

　治療効果の確認のために，血液検査が行われました．

　赤血球390万/μL，血色素量10.2 g/dL，ヘマトクリット33%と改善を認めました．

　胃薬は希望されなかったため，【処方3】が処方されました．

【処方3】
● クエン酸第一鉄ナトリウム錠50 mg　1回2錠　1日1回　朝食後　14日分

🔎このシートのポイント

● これは必ずチェックしよう
　①治療はいつまで続けるべきか
　②治療効果の判定はどのようにして行うか

● ここまで踏み込もう
　③治療を経静脈的に行うのはどんな時か

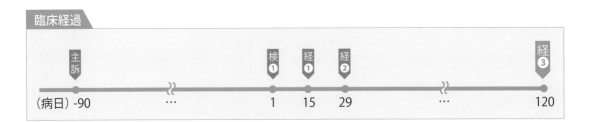

臨床経過

	主訴		検①	経①	経②		経③
(病日)	-90	…	1	15	29	…	120

経過③・検査

　その後，服薬を継続し，外来で検査を施行しました．

　赤血球420万/μL，血色素量12.6 g/dL，ヘマトクリット35%，血清フェリチン80 ng/mLとなり，経過良好で以後通院不要としました．

このシートのポイント

●これは必ずチェックしよう
　①服薬中止後の注意点

●ここまで踏み込もう
　②本疾患の原因鑑別のために必要な検査

臨床経過

	主訴	検診	経①	…	経②
（病日）	1	10	50	…	200

主　訴

　29歳女性，内科医．テニス，トレッキングなど屋外のスポーツが大好きですが，直射日光に当たると赤くなりやすい体質のため，UVカットのクリームは欠かさないように気をつけていました．

　ある年の冬，婚約者とカナダへスキー旅行に行った後から，全身の発赤とともに両側の頬に紅斑が出現し，38℃前後の発熱も出現しました．日焼けによるものかと思い様子を見ていましたが症状は改善せず発熱は持続したため近医を受診しました．感染症と診断され抗生物質を処方されて帰宅しました．そのうち，両手，手指の関節が腫れて痛みがみられ，また両側下腿部にむくみも出現してきたため，近医総合病院を受診しました．

👉このシートのポイント

● これは必ずチェックしよう
　①抗生物質不応性の発熱をきたす疾患

● ここまで踏み込もう
　②両側の頬に紅斑が出現する疾患
　③むくみ（浮腫）をきたす疾患

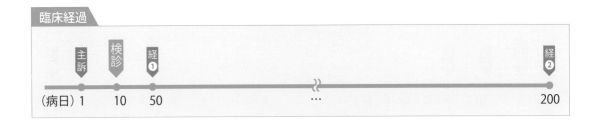

臨床経過

	主訴	検診	経①			経②
(病日)	1	10	50	…		200

検査・診断

　総合病院受診時の検査で以下の所見が得られました.

　尿蛋白（＋＋＋），WBC 2,300 /μL，Hb 9.8 g/dL，Plt 7.8万 /μL，血沈 89 mm/h，Alb 2.3 g/dL，T-chol 380 mg/dL，BUN 23.1 mg/dL，Cr 1.21 mg/dL，eGFR 56 mL/min/BSA，CRP 0.4 mg/dL，CH_{50} <10 U/mL，抗核抗体×640（speckled），抗二本鎖DNA抗体 182 IU/mL.

　以上の所見から全身性エリテマトーデス（SLE）と診断され，入院治療することになりました.入院時処方は【処方1】のとおりです.

【処方1】

- ●プレドニゾロン錠5 mg　1回4錠　1日3回　朝昼夕食後
- ●テプレノンカプセル50 mg　1回1カプセル　1日2回　朝夕食後
- ●ファモチジン錠10 mg　1回1錠　1日1回　朝食後
- ●リセドロン酸ナトリウム水和物錠2.5 mg　1回1錠　1日1回　起床時
- ●アムホテリシンBシロップ　1回1 mL　1日3回　朝昼夕食後

　入院時の尿蛋白が4.2 g/日であったため腎生検を施行されたところ，WHO分類クラスⅣと診断されたため，月1回シクロフォスファミドパルス療法も併用することになりました.

【処方2】

- ●ジピリダモール錠100 mg　1回1錠　1日3回

☞このシートのポイント

- ●これは必ずチェックしよう
　①本疾患の治療
　②ループス腎炎の病理分類
　③どのような患者に対して骨粗鬆症の予防が必要になるか

- ●ここまで踏み込もう
　④本疾患の疾患活動性の指標

臨床経過

主訴 検診 経① … 経②

(病日) 1　10　50　　　　　　　　　　200

経　過①

　発熱, 皮疹, 全身倦怠感などの症状は速やかに改善し, 尿蛋白も徐々に改善傾向となったため, 入院2週後からプレドニゾロン(PSL)50 mg, 4週後から45 mgへと2週ごとに徐々に減量を行いました. PSL 40mgへ減量して1週間が経過した頃, 咳嗽がみられるようになりました. CRPは2.5 mg/dLと高値に, 入院時98%であったSpO$_2$は82%へ低下していました.

　胸部単純レントゲン撮影では両肺にスリガラス陰影を認め, 胸部CTでも両肺にモザイク状のスリガラス陰影を認めました.

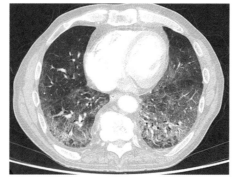

胸部単純CT

　cytomegalovirus antigenemia(サイトメガロウイルスアンチゲネミア)は陰性. β-D グルカン253 pg/mL, 喀痰 Pneumocystis jirovecii(ニューモシスチスジロヴェッチ)PCR陽性であったことから, ニューモシスチス肺炎と診断され, 【処方3】が処方されました.

【処方3】

● スルファメトキサゾール・トリメトプリム配合錠1g　1回4錠　1日3回　朝昼夕食後

この シートのポイント

● これは必ずチェックしよう
　①ステロイドの副作用と発現時期

● ここまで踏み込もう
　②ニューモシスチス肺炎とその治療, 予防法

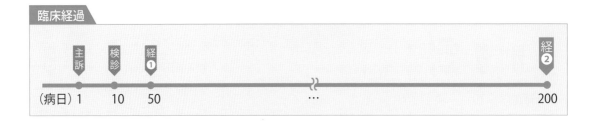

	主訴	検診	経①		経②
（病日）	1	10	50	…	200

経　過②

　その後，咳嗽，発熱は徐々に改善し，3か月後PSL 30 mgとなったところで退院となりました．
　半年後，シクロフォスファミド療法は6回で終了しました．PSLも17.5 mg/日まで減量されていますが，臨床症状は落ち着いており，血液検査も異常は認めません．尿蛋白も消失していました．免疫抑制剤を用いた寛解維持療法としてミコフェノール酸モフェチルが開始となりました．

【処方4】

●ミコフェノール酸モフェチルカプセル250 mg　　1回4カプセル　　1日2回
　（12時間ごとに食後経口投与）

　1年後，PSLは9 mgまで減量となり，SLEの疾患活動性は良好でした．仕事も以前と同様にすることができるようになりました．

このシートのポイント

●これは必ずチェックしよう
　①本疾患で妊娠が許可される場合
●ここまで踏み込もう
　②妊娠を希望された場合の内服薬について

臨床経過

主訴　検診　　　　　　　　　　　経①　　　　　　経②

（病日）1　　2　　　　　　…　　30　　　　40

主　訴

　42歳女性．医療福祉事務所で事務職をしています．これまで大きな病気はしたことがありませんでしたが，以前より皮膚が弱く，ゴム手袋をして炊事をすると手の皮膚が痒くなるので，なるべくゴム手袋はしないようにしていました．

　ある日の昼休み，同僚が自宅で採れたキウイをその場にいた職員にご馳走してくれたので，美味しく食べました．午後の仕事に戻ろうとしたところ，口の中の粘膜のしびれた感じと，唇がヒリヒリ痛むのに気づきました．うがいをして様子を見ていたところ，少しづつ症状は改善し1時間程度で症状は消失しました．

　翌朝，同僚にもらったキウイを少し口に入れたところ，すぐに再度同様の症状が出現し，口唇のかゆみも出現したため心配になり，病院を受診しました．

👉このシートのポイント

●これは必ずチェックしよう
　①アレルギー反応（過敏反応）にはどのようなものがあるか

●ここまで踏み込もう
　②このような症例で行うアレルギー検査にはどのようなものがあるか

臨床経過

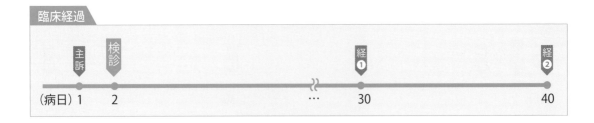

| （病日） | 主訴 1 | 検診 2 | … | 経① 30 | 経② 40 |

検査・診断

　これまでの経過からキウイによる食物アレルギーを疑い，【処方1】が処方されました．

【処方1】
●フェキソフェナジン塩酸塩錠30 mg　1回1錠　1日1回　朝食後

　この日実施した検査において，特異的なIgE抗体が陽性，プリックテストも陽性（3+）であったことがわかりました．

☞このシートのポイント
●これは必ずチェックしよう
①口腔アレルギー症候群（Oral Allergy Syndrome: OAS）
②食物アレルギーの治療
③プリックテスト

●ここまで踏み込もう
④この患者に，これからの日常生活についてどのようなことを指導すればよいか

臨床経過

主訴　検診　　　　　　　　　　　　　　経① 　　　　　　　経②

（病日）1　　2　　　　…　　30　　　　40

経　過①

　その後キウイは口にしないよう気をつけていたところ同様の症状は起こらなくなりました．1か月後のある日，家族の誕生祝いで夕食に焼肉を食べて帰宅．深夜から，右季肋部の痛みが出現して持続するため近医を受診しました．胆石症と診断され手術のため他医総合病院へ入院，全身麻酔下で腹腔鏡を用いて胆嚢摘出術を受けることになりました．手術は無事進み，開始40分後には胆嚢の摘出がほぼ終わりましたが，その頃から元々98％であったSpO$_2$が急激に低下し80％台になりました．また，収縮期圧も120台から80台へ低下しました．

　両肺の呼吸音が減弱し，喘鳴が聴取されました．術中胸部単純X線撮影では，気管チューブの位置は適切でした．また肺血管陰影は正常，心拡大なし，気胸を疑う所見はみられませんでした．心電図も異常はみられず，肺塞栓も否定的でした．換気バッグの圧も高く，ラテックスアレルギーによるアナフィラキシーショックと診断されました．

🔍このシートのポイント

●これは必ずチェックしよう
　①SpO$_2$（経皮的動脈血酸素飽和度）とPaO$_2$（動脈血酸素分圧）の関係
　②本疾患，アナフィラキシーショックについて
　③本疾患の原因

●ここまで踏み込もう
　④ラテックスアレルギー，ラテックス・フルーツ症候群について

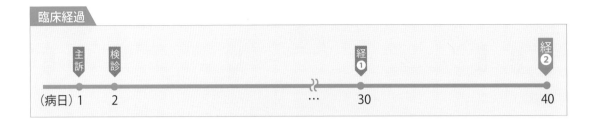

臨床経過

	主訴	検診		経①	経②

(病日) 1　　2　　…　　30　　40

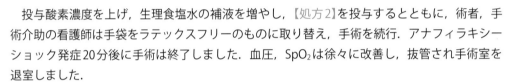

経　過②

　投与酸素濃度を上げ，生理食塩水の補液を増やし，【処方2】を投与するとともに，術者，手術介助の看護師は手袋をラテックスフリーのものに取り替え，手術を続行．アナフィラキシーショック発症20分後に手術は終了しました．血圧，SpO_2は徐々に改善し，抜管され手術室を退室しました．

　その後の経過は良好であったため術後7日目に【処方3】を処方され退院となりました．

【処方2】

●アドレナリン注0.1%シリンジ　筋肉内注射
●ヒドロコルチゾンコハク酸エステルナトリウム注250 mg　静脈内注射

【処方3】

●アドレナリン注0.1%シリンジ　1本
　（アナフィラキシー症状出現時間　頓用）

このシートのポイント

●これは必ずチェックしよう
　①アナフィラキシーショックの治療
●ここまで踏み込もう
　②退院後の生活指導

臨床経過

	主訴	検診		経①	経②	経③
(病日)	1	1	…	28	56	84

主　訴

　42歳，主婦．いままで特に大きな病気にかかったことはありません．中学生と高校生の子どもが一人ずつおり，パートで週3回働いています．仕事はパソコンの入力です．25歳頃から1日10本程度の喫煙がありますが，お酒はほとんど飲みません．最近，胃もたれが気になっています．

　1年前からなんとなく疲れやすく，朝起きたときに両手のこわばりを感じていました．ちょうどパートをはじめたところだったので，このためかと思っていました．その後しばらくして右首の痛みが生じました．職場の同僚が，仕事で重いものも持つからよく腱鞘炎を起こす人がいると聞いて，自分もそうでないかと思っていました．半年前から両手指が曲げにくくなり，起床時から生じる両手のこわばりが長い日で2時間くらい続くようになりました．最近は，手指の痛みが長く続くようになり，両膝関節や両肘関節の痛みも生じてきたため，近医を受診したところリウマトイド因子陽性と言われ，当院を受診しました．

🖚このシートのポイント

●これは必ずチェックしよう
　①関節痛と関節炎の違い
　②本疾患の症状

●ここまで踏み込もう
　③本疾患の経過
　④本疾患の診断

●できれば知っておこう
　⑤本疾患の関節外症状
　⑥本疾患の社会的なインパクト

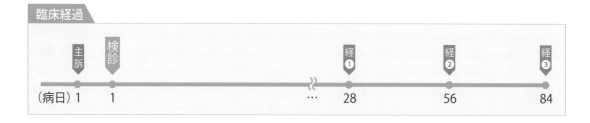

症例 33

主訴 検診 経① 経② 経③

(病日) 1　1　…　28　56　84

検査・診断

　関節炎(圧痛と腫脹)を手指の小関節4か所と，両手関節・右膝関節に認めます(図1)．患者による関節リウマチの病気の強さは7，医師による評価は7でした(満点を10)．

【血液検査(主なもののみ)】白血球数6,800/mm³，赤血球 320×10⁴/mm³，ヘモグロビン10.0 g/dL，血小板 34×10⁴/mm³，AST 21 IU/L，ALT 34 IU/L，クレアチニン0.6 mg/dL，赤沈45 mm/hr，CRP 2.1 mg/dL，抗CCP抗体 100 U/mL，HBs抗原陰性，HCV抗体陰性，HBc抗体とHBs抗体ともに陰性．

【胸部エックス線検査】異常所見なし．

【骨エックス線検査】(図2)

　血液検査や関節液検査を行い，その結果【処方1】が処方されました．

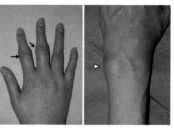

図1　初診時所見
右手指の関節(近位指節間関節→)に典型的な紡錘状の腫脹を認める．左手関節(△)にも腫脹を認める．

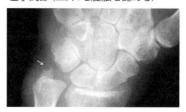

図2　左手関節の所見
左手関節には，尺骨茎状先端に骨びらんを認める(矢印)．

【処方1】

- ●メトトレキサートカプセル2 mg　1回2カプセル
  1日2回　朝夕食後　毎週水曜日のみ
- ●葉酸錠5 mg　1回1錠　1日1回　朝食後　毎週金曜日のみ
- ●セレコキシブ錠200 mg　1回1錠　1日2回　朝夕食後

🖖 このシートのポイント

- ●これは必ずチェックしよう
  - ①本疾患の検査
  - ②本疾患の治療薬
- ●ここまで踏み込もう
  - ③本疾患の治療方針
- ●できれば知っておこう
  - ④抗CCP抗体とは

臨床経過

| 主訴 | 検診 | | 経① | 経② | 経③ |

（病日）　1　　1　　…　　28　　56　　84

経　過①

　治療を開始し，3週目くらいから関節痛が和らいできました．関節炎を手指の小関節2か所，左手関節・右膝関節に認めます．服薬はそのまま継続することになりました．患者による全体的な病気の評価は5，医師による評価は4でした．

【血液検査(主なもののみ)】白血球数6,200/mm³, 赤血球 340×10⁴/mm³, ヘモグロビン10.6 g/dL, 血小板 28×10⁴/mm³, AST 18 IU/L, ALT 30 IU/L, クレアチニン 0.7 mg/dL, 赤沈 30 mm/hr, CRP 1.0 mg/dL.

【処方2】

● メトトレキサートカプセル2 mg　1回2カプセル　1日2回　朝夕食後　毎週水曜日のみ
● 葉酸錠5 mg　1回1錠　1日1回　朝食後　毎週金曜日のみ
● セレコキシブ錠200 mg　1回1錠　1日2回　朝夕食後

このシートのポイント

● これは必ずチェックしよう
　①メトトレキサートはどのように使用するか
　②メトトレキサートの副作用は
　③葉酸はなぜ併用するか

● ここまで踏み込もう
　④メトトレキサート投与前に胸部レントゲンや肝炎ウイルスをチェックするのはなぜか

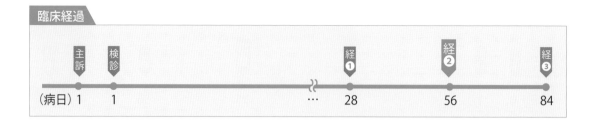

臨床経過

（病日）1　1　…　28　56　84
主訴　検診　経①　経②　経③

経　過②

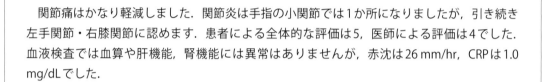

　関節痛はかなり軽減しました．関節炎は手指の小関節では1か所になりましたが，引き続き左手関節・右膝関節に認めます．患者による全体的な評価は5，医師による評価は4でした．血液検査では血算や肝機能，腎機能には異常はありませんが，赤沈は26 mm/hr，CRPは1.0 mg/dLでした．

【処方3】

● メトトレキサートカプセル2 mg　1回3カプセル　1日2回　朝夕食後　毎週水曜日のみ
● 葉酸錠5 mg　1回1錠　1日1回　朝食後　毎週金曜日のみ
● セレコキシブ錠200 mg　1回1錠　1日2回　朝夕食後

このシートのポイント

● これは必ずチェックしよう
　①本疾患の疾患活動性をどう評価するか
● ここまで踏み込もう
　②本疾患の治療をどう進めていくか
　③本疾患の予後予測因子とは

臨床経過

主訴	検診		経①	経②	経③
（病日）1	1	…	28	56	84

経　過③

　関節痛はほぼ消失しています．関節所見では左手関節に軽度の腫脹を認めるのみでした．患者による全体的な評価は1，医師による評価は1でした．血液検査では引き続き血算や肝機能，腎機能には異常を認めず，CRPは0.2 mg/dLでした．

【処方4】

● メトトレキサートカプセル2 mg　1回3カプセル　1日2回　朝夕食後　毎週水曜日のみ
● 葉酸錠5 mg　1回1錠　1日1回　朝食後　毎週金曜日のみ

このシートのポイント

● これは必ずチェックしよう
　①NSAIDsはどう使っていけばよいか
　②メトトレキサートを長期投与する場合にどのように患者に情報を伝えればよいか

● ここまで踏み込もう
　③さらに疾患活動性のコントロールが困難な場合はどうすればよいか

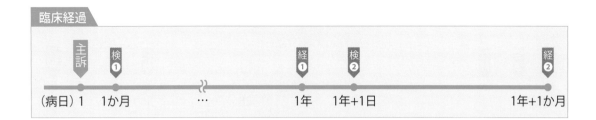

臨床経過

主訴	検①	…	経①	検②	経②
（病日）1	1か月	…	1年	1年+1日	1年+1か月

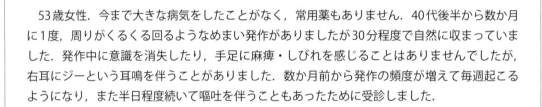

主　訴

　53歳女性．今まで大きな病気をしたことがなく，常用薬もありません．40代後半から数か月に1度，周りがくるくる回るようなめまい発作がありましたが30分程度で自然に収まっていました．発作中に意識を消失したり，手足に麻痺・しびれを感じることはありませんでしたが，右耳にジーという耳鳴を伴うことがありました．数か月前から発作の頻度が増えて毎週起こるようになり，また半日程度続いて嘔吐を伴うこともあったために受診しました．

☞このシートのポイント

●これは必ずチェックしよう
　①めまいの性状
　②めまいの原因
●ここまで踏み込もう
　③人体の平衡バランスを維持するシステム
●できれば知っておこう
　④内耳の構造・機能

臨床経過

主訴（病日）1　検① 1か月　…　経① 1年　検② 1年+1日　経② 1年+1か月

検査・診断①

【注視眼振検査】
　眼球運動は正常で，複視なども認めませんでした．

【Frenzel眼鏡下の眼振検査】
　微細な左向きの自発眼振を認めました．

【温度眼振検査（カロリックテスト：電気眼振計使用）】
　右の半規管機能低下（内耳障害）の所見を認めました．

【聴力検査】
　右耳の低音部に感音難聴を認めました．

【神経学的検査】
　中枢神経障害の所見はありませんでした．

　以上の所見から，【処方1】が処方されました．

【処方1】
　●イソソルビド シロップ70%分包30 mL　1回1包　1日3回

☞このシートのポイント

●これは必ずチェックしよう
　①眼振（末梢性）とは何か
　②各検査の意義について
　③どのような疾患の可能性が考えられるか

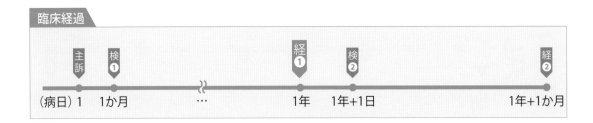

臨床経過

主訴	検①	…	経①	検②	経②
(病日) 1	1か月	…	1年	1年+1日	1年+1か月

経　過①

　服用を開始して1か月ほどで発作頻度・強度ともに以前のレベルに戻りました．しかし，約1年後の早朝に起き上がれなくなるほどの強い回転性めまい発作を起こして救急搬送されました．補液を行うとともにいくつかの検査が施行されました．

このシートのポイント

●これは必ずチェックしよう
①急に強いめまいを起こす疾患

臨床経過

主訴 検① … 経① 検② 経②

（病日）1　1か月　…　1年　1年+1日　1年+1か月

検査・診断②

【注視眼振検査】
　強い左向きの眼振を認めました.

【音叉による聴力検査】
　右の難聴が疑われました.

【神経学的検査】
　中枢神経障害の所見は明らかではないものの，起き上がれないために平衡機能の検査を行うことはできませんでした.

【頭部MRI検査】
　脳出血・梗塞などは認めませんでした.

　約半日で症状は軽快したため，【処方2】を追加して帰宅となりました.

【処方2】
●メトクロプラミド錠5mg　1回1錠　頓用

👉このシートのポイント

●これは必ずチェックしよう
　①中枢性めまいの鑑別

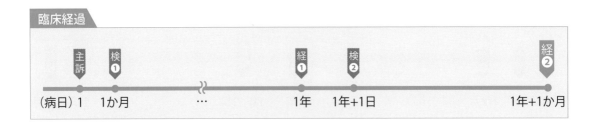

臨床経過

主訴	検①		経①	検②		経②
(病日) 1	1か月	…	1年	1年+1日		1年+1か月

経　過②

　その後1か月ほどは毎週1〜 2回めまい発作がありましたが，徐々に頻度・強度とも以前の
レベルに戻りました．

🐟このシートのポイント

●これは必ずチェックしよう
　①本疾患の自然経過
●ここまで踏み込もう
　②他の代表的な末梢性めまい疾患の病因・経過

臨床経過

主訴	検①	検②	経①		経②
（病日）1	1か月	1か月+1週	1か月+2週	…	数か月

主　訴

　36歳男性．毎年春先になると鼻の調子が悪かったものの市販の鼻炎スプレーなどで対処していました．今年も2月末頃から水様性鼻汁，鼻閉，くしゃみが出現しました．3月に入り症状が悪化して全く鼻が通らなくなり，当院を受診しました．

このシートのポイント

● これは必ずチェックしよう
　①アレルギー性鼻炎の3主徴，鑑別疾患
　②アレルギー性鼻炎は好発時期から大きく2つに分けられるが，どのようなものがあるか
● ここまで踏み込もう
　③アレルギー性鼻炎の発症機序
● できれば知っておこう
　④鼻症状のほかに，他の部位でのⅠ型アレルギーによる症状が随伴することは

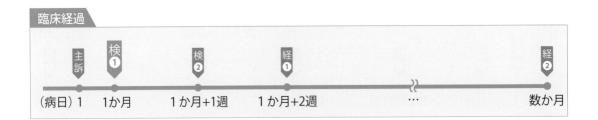

臨床経過

主訴	検①	検②	経①	経②
（病日）1	1か月	1か月+1週	1か月+2週	… 数か月

検査・診断①

【鼻腔所見】
　下鼻甲介粘膜白色，透明鼻汁を認めました．

【鼻汁検査】
　好中球陽性．

　アレルギー性鼻炎を疑い，【処方1】が処方されました．
　また，特異的IgE検査RASTを施行し，次回診察時に結果を説明する予定としました．

【処方1】
- オロパタジン塩酸塩錠5 mg　1回1錠　1日2回　朝夕食後　7日分
- フルチカゾンプロピオン酸エステル点鼻薬　1回2噴霧　1日1回

✎このシートのポイント

●これは必ずチェックしよう
　①アレルギー性鼻炎の検査
　②アレルギー性鼻炎の診断基準

●ここまで踏み込もう
　③アレルギー性鼻炎の治療法

症例 35

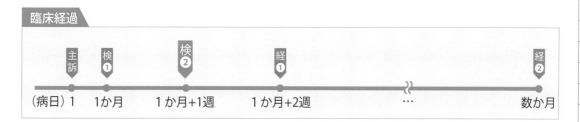

臨床経過

主訴　検❶　　検❷　　　経❶　　　　　　　経❷

（病日）1　　1か月　　1か月+1週　　1か月+2週　　…　　　数か月

検査・診断②

　1週間前（初診時）に施行した血液検査の結果が報告され，アレルギー性鼻炎と診断されました．

【血清特異的IgE抗体】
　高値．
【RAST】
　スギ・ヒノキ陽性．

このシートのポイント

●これは必ずチェックしよう
　①アレルギー性鼻炎における代表的な抗原（アレルゲン）は

●ここまで踏み込もう
　②わが国で最も多い季節性アレルギーの抗原は

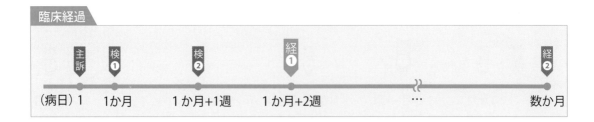

臨床経過

	主訴	検①	検②	経①		経②
(病日) 1		1か月	1か月+1週	1か月+2週	…	数か月

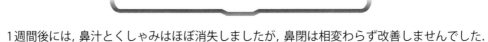

経　過①

　1週間後には，鼻汁とくしゃみはほぼ消失しましたが，鼻閉は相変わらず改善しませんでした．また，【処方2】を内服開始してから日中に眠気を感じるようになりました．

【処方2】
- フェキソフェナジン塩酸塩錠60 mg　1回1錠　1日2回　朝夕食後　7日分
- プランルカスト水和物カプセル112.5 mg　1回2カプセル　1日2回　朝夕食後　7日分
- フルチカゾンプロピオン酸エステル点鼻薬　1回2噴霧　1日1回

このシートのポイント

- これは必ずチェックしよう
  ①アレルギー性鼻炎の薬物治療にはどのような薬剤があるか
  ②アレルギー性鼻炎の症状による薬物の使い分け
- ここまで踏み込もう
  ③抗ヒスタミン薬の注意すべき副作用

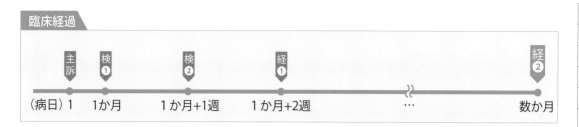

臨床経過

| 主訴 | 検① | 検② | 経① | 経② |

（病日）1　1か月　　1か月+1週　　1か月+2週　　…　　数か月

経　過②

　その後は，眠気もなく，鼻も通るようになり，経過良好です．

＜このシートのポイント

●これは必ずチェックしよう
　①アレルギー性鼻炎における生活指導

●ここまで踏み込もう
　②舌下免疫療法とは

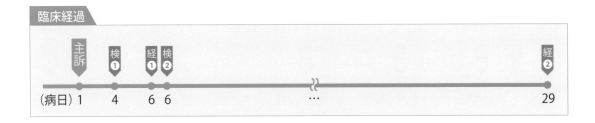

臨床経過

主訴　検❶　経❶検❷　　　　　　　　　　経❷

（病日）1　　4　　6 6　　　…　　　　29

主　訴

　39歳，主婦．10日前に感冒様症状でかかりつけのクリニックを受診しました．抗菌薬，非ステロイド性抗炎症薬，胃粘膜保護薬，抗アレルギー薬を処方されました．内服を開始したところ，感冒様症状と関係があったのかどうかは不明ですが4日前からは眼痛が出現しました．さらに3日前から40℃台の発熱と腹部に発疹が出現し，口腔内にも口内炎様の症状がみられるようになりました．皮疹が拡大したため同日，近くの皮膚科クリニックを受診しました．高熱・粘膜症状が強く倦怠感も強いため，2日前に皮膚科クリニックから総合病院皮膚科へ紹介され入院しました【処方1】．紅斑が増数傾向にあり，ターゲット紅斑，水疱もみられたため，確定診断のため皮膚生検を行うことになりました．

【処方1】
- プレドニゾロン錠5 mg　　1回12錠　　1日1回　　朝食後　　3日分
- テプレノンカプセル50 mg　　1回1カプセル　　1日3回　　朝昼夕食後 3日分

🔍このシートのポイント

- ●これは必ずチェックしよう
　①発熱・紅斑・粘膜疹がみられる疾患
　②全身に水疱が出現する疾患
　③ターゲット紅斑とは何か，またそれがみられる疾患とは

- ●ここまで踏み込もう
　④この疾患の特徴的な臨床症状

- ●できれば知っておこう
　⑤弛緩性水疱と緊満性水疱を生じる疾患

臨床経過

主訴 検① 経① 検②　　　　　　　　　　　　　　　　　　経②

（病日）1　4　6 6　　　　　　　…　　　　　　29

検査・診断①

【皮膚生検の病理組織学的所見】

表皮の広範な壊死性変化がみられ，表皮細胞の全層にわたる壊死と表皮－真皮間の裂隙（表皮下水疱）形成を認めました．水疱辺縁部では表皮細胞の個細胞壊死と，好酸性壊死に陥った表皮細胞にリンパ球が接着して認められる satellite cell necrosis がみられました．

またマイコプラズマ抗体価は陰性でした．

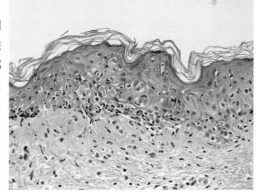

皮膚病理学的所見

🐾このシートのポイント

● これは必ずチェックしよう
　① 本疾患に対するステロイド内服薬の投与量は

● ここまで踏み込もう
　② 本疾患でみられる皮膚病理組織学的所見の特徴

● できれば知っておこう
　③ 本疾患の原因として薬剤の他に何があるか

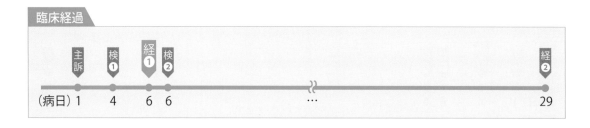

臨床経過

主訴	検①	経①	検②		経②
(病日) 1　　4　　6　6　　　…　　　29

経　過①

　　ステロイド全身投与を始めましたが【処方2】，高熱，皮疹の拡大が続き，眼脂の増加，口唇・口腔内びらんの増悪がみられたため，大学病院の皮膚科へ転院することになりました．転院時顔面・頸部に米粒大の暗紅色斑が多発融合，眼瞼，鼻孔部，口唇部には発赤，びらんを伴っていました．躯幹にも同様の暗紅色斑が多発，融合しており，びらんや小水疱もみられました．球結膜・眼結膜は充血し，睫毛は一部脱落していました．眼結膜には多量の眼脂が認められ，自力での開眼は不能でした．

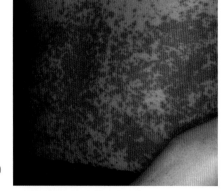

入院時臨床所見（腹部）

【処方2】

　●メチルプレドニゾロンコハク酸エステルナトリウム注　1g/日　3日間
　●ポリエチレングリコール処理人免疫グロブリン静注用 400 mg/kg/日　5日間連続

このシートのポイント

●これは必ずチェックしよう
　①通常のステロイド全身投与量で効果不十分の場合，どのようなステロイド療法を行うか

●ここまで踏み込もう
　②本疾患でステロイド療法以外の治療

●できれば知っておこう
　③重症型薬疹で本疾患以外に最近薬剤性過敏症候群という疾患が話題となっているので調べよう

臨床経過

主訴 検❶ 経❶ 検❷ 経❷

（病日）1　4　6　6　…　29

検査・診断②

　眼症状が強いためフルオレセイン染色により上皮欠損の有無を確認しました.

　角膜びらんが広範囲にみられ，視力は右0.08（矯正0.1），左（矯正0.5）と著明に低下していました.

このシートのポイント

●これは必ずチェックしよう

①本疾患では，眼病変の有無が後遺症にもつながるため，どのような症状が出現するのか，どのような検査をするのか

●ここまで踏み込もう

②眼科的局所療法

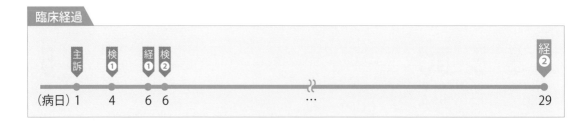

臨床経過

主訴	検①	経①	検②			経②	

(病日) 1　　4　　6　6　　…　　29

経　過②

その後ステロイド全身投与量を漸減し，眼症状に対する治療も継続し大学病院入院25日目には，皮膚はほぼ上皮化，眼症状もドライアイと点状表層角膜炎のみとなり退院しました．

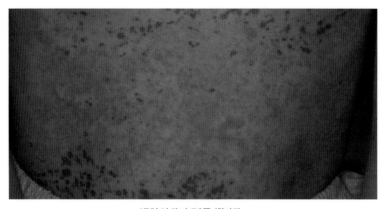

退院時臨床所見（腹部）

👉このシートのポイント

●これは必ずチェックしよう

①本疾患の合併症・死亡率

臨床経過

主訴 ─── 検診 ─── 経過

（病日）1 ——————————— 7 ——————————— 14

主　訴

　76歳，主婦．生来健康でタバコは吸いませんが，ときどき赤ワインを嗜みます．3週間前から空咳を自覚し，なんとなく息切れもするようになったので近医を受診しました．胸部エックス線写真を撮影したところ，肺に結節状の陰影が見つかり呼吸器内科に紹介受診となり精密検査がなされました．

このシートのポイント

●これは必ずチェックしよう
　①どのような疾患が考えられるか
　②本疾患の症状と診断

●ここまで踏み込もう
　③本疾患の種類とそのリスク因子

●できれば知っておこう
　④本疾患の病期

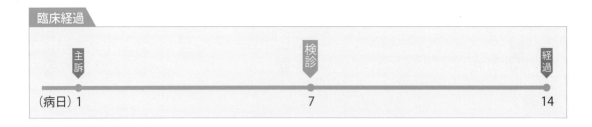

臨床経過

主訴	検診	経過
（病日）1	7	14

検査・診断

【血液検査】

　CEA 18 ng/mL.

【胸部CT検査】

　右肺に3 cm大の結節と肺門・縦隔リンパ節の腫大あり.

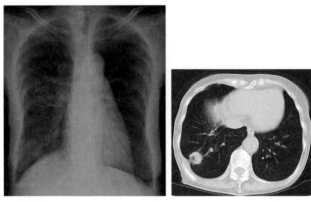

気管支鏡下生検にて adenocarcinoma

　以上の結果から肺腺癌と診断され，遠隔転移の検索と癌細胞の遺伝子検査がなされました.

🖐このシートのポイント

●これは必ずチェックしよう

　①遠隔転移の検索とは

　②癌細胞の遺伝子検査とは. また，その意義は

●ここまで踏み込もう

　③本疾患の治療法

臨床経過

主訴　　　　　　　　　　　検診　　　　　　　　　　　経過

（病日）1　　　　　　　　　　　7　　　　　　　　　　　14

経　過

遠隔転移はなく，癌細胞のEGFR遺伝子変異を認めたため，【処方1】が処方されました．

【処方1】
- ●ゲフィチニブ錠250 mg　1回1錠　1日1回　朝食前　7日分

このシートのポイント

- ●これは必ずチェックしよう
  - ①本疾患の化学療法とは
  - ②EGFR遺伝子変異とは，その治療薬は

- ●ここまで踏み込もう
  - ③EGFR-TKIの種類と副作用

- ●できれば知っておこう
  - ④耐性化とは

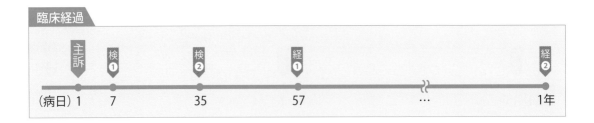

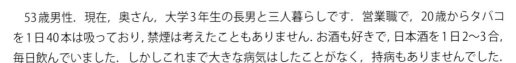

主　訴

　53歳男性．現在，奥さん，大学3年生の長男と三人暮らしです．営業職で，20歳からタバコを1日40本は吸っており，禁煙は考えたこともありません．お酒も好きで，日本酒を1日2〜3合，毎日飲んでいました．しかしこれまで大きな病気はしたことがなく，持病もありませんでした．

　毎年会社の健康診断を受けていましたが，昨年から「便潜血陽性」を指摘され，精密検査を勧められていました．しかし自身では便に血が混ざっているようにもみえず，仕事が忙しかったこともあり病院を受診していませんでした．

　今年も「便潜血陽性」を指摘されたため，二次検診目的に当院消化器内科初診となりました．診察の結果，内視鏡検査を勧められ，1週間後に検査予定となりました．

このシートのポイント

●これは必ずチェックしよう
　①便潜血陽性を呈する疾患
　②本疾患の症状と診断（検査）
●ここまで踏み込もう
　③本疾患のリスク因子
●できれば知っておこう
　④便潜血検査の種類と特徴

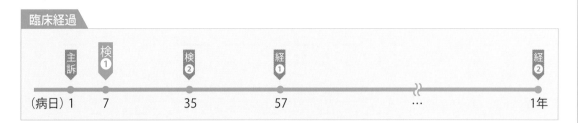

検査・診断①

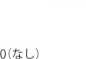

【下部消化管内視鏡検査】
　S状結腸に全周性2型腫瘍を認め（右図），生検の結果，中分化型腺癌の診断となりました．

【注腸バリウム検査】
　S状結腸にApple-core signを呈する2型腫瘍を認めました．

【CT検査】
　明らかなリンパ節転移，遠隔転移を認めませんでした．

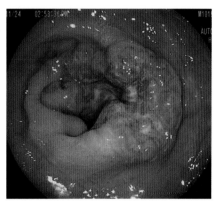

　以上から，以下の術前診断となり，当院消化器外科にてS状結腸切除・リンパ節郭清術が行われました．

　T因子：T3
　M（遠隔転移）：0（なし）
　N（リンパ節転移）：0（なし）

このシートのポイント

●これは必ずチェックしよう
　①本疾患のステージ分類

●ここまで踏み込もう
　②本疾患のステージごとの治療方針

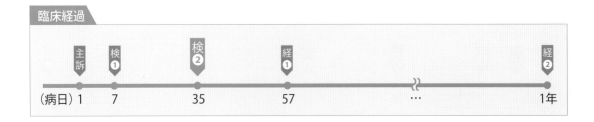

臨床経過

（病日）1　7　35　57　…　1年

主訴　検❶　検❷　経❶　経❷

検査・診断②

　術後経過は良好で，術後第16病日に退院となりました．

　術後病理診断は，S状結腸癌，tub2（中分化型腺癌），pT3 N1 M0 pStage の診断でした．

　そのため，退院後初回の外科受診にて術後補助化学療法を勧められ，再度消化器内科受診．術後第35病日から術後補助化学療法としてCapeOX療法が選択され，【処方1】と【点滴】により治療が開始されました．

【処方1】

● カペシタビン錠300 mg　1回6錠　1日2回　朝夕食後　14日間内服・7日間休薬

【点滴】

● パロノセトロン塩酸塩静注バッグ（0.75 mg/50 mL）＋デキサメタゾン6.6 mg　30分点滴静注
● オキサリプラチン注（130 mg/m^2）＋5%ブドウ糖液 250 mL　120分点滴静注

　　🔖このシートのポイント

● これは必ずチェックしよう
　①本疾患 stageⅢ の術後補助化学療法
　②術後補助化学療法の治療期間

● ここまで踏み込もう
　③オキサリプラチン点滴の前に投与される制吐薬

● できれば知っておこう
　④術後補助化学療法がなぜ推奨されているか，手術単独との比較試験の結果を調べて説明しよう

臨床経過

主訴	検①	検②	経①		経②

(病日) 1　　7　　　35　　　57　　…　　1年

経　過①

　術後補助化学療法としてCapeOX療法が開始されましたが，1コース目Day1の点滴終了後から5日目まで指先・足先のしびれを自覚しました．しびれはその後改善しましたが，2コース目の来院時に両手指先端の疼痛を伴う手掌の発赤，浮腫を認めました．

　有害事象共通用語規準重症度分類（CTCAE）v4.0におけるGrade 2の手足症候群と診断し，2コース目の治療は延期．【処方2】を処方し，1週間後再診としました．

【処方2】

● ヘパリン類似物質ローション0.3%　手掌には1日5回，足底には1日2回塗布
● ベタメタゾン吉草酸エステル・ゲンタマイシン硫酸塩合剤軟膏　皮膚発赤部に1日2回塗布

　1週間後，手掌の疼痛は消失したため，カペシタビンを減量せず2コース目の治療を開始しました．

👉このシートのポイント

● これは必ずチェックしよう
　①カペシタビンの代表的な有害事象
● ここまで踏み込もう
　②CapeOX療法で起こりうる有害事象
● できれば知っておこう
　③CTCAEとその重症度分類（Grade）

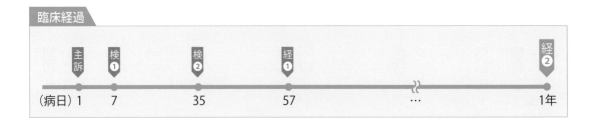

臨床経過

（病日）1　7　　35　　57　…　1年
主訴　検①　検②　経①　経②

経　過②

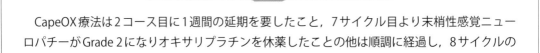

　CapeOX療法は2コース目に1週間の延期を要したこと，7サイクル目より末梢性感覚ニューロパチーがGrade 2になりオキサリプラチンを休薬したことの他は順調に経過し，8サイクルの治療が完遂されました．

　術後6か月のCT検査，1年のCT検査・下部消化管内視鏡検査で無再発を確認し，順調に経過しています．

　仕事も術後補助化学療法の期間を含めて長期間休むことなく続けています．

　このシートのポイント

●これは必ずチェックしよう
　①術後，再発の有無を確認するために必要な検査およびそのスケジュール

●ここまで踏み込もう
　②万が一再発をきたした本疾患に対して行われる治療

●できれば知っておこう
　③遠隔転移再発をきたした場合，追加で必要な検査（手術検体を用いた遺伝子変異検査）

臨床経過

主訴　検①　経①　経②検②

（病日）X年　　X+1年　……　　X+3年　　21　　28

主　訴

　男性，会社社長．55歳時の健康診断で白血球が11,000/μLと軽度増加していることを指摘されました．詳しい検査の結果，白血球のうちリンパ球が増加していますが，形態的に異常がないことと貧血や血小板減少がないことから経過観察でよいという判定を受けました．1年後には白血球数は10,000/μLと減少しており精査は受けませんでした．3年後，58歳のときに，疲れやすい感じや寝汗をかくことなどがあり，さらに右の頸部に痛みはありませんが，2 cm大の固いしこりを触知しました．食欲はあるものの食べるとすぐにおなかが張って，苦しくなることもありました．友人の医師に相談したところ，大学病院の血液内科を紹介されました．入院して精密検査を受けることになりました．既往歴では28歳の時に肺炎，48歳から境界型糖尿病と言われていますが，とくに治療は受けていません．家族歴でも特別なことはありません．

このシートのポイント

●これは必ずチェックしよう
　①リンパ球増加の原因
　②リンパ球増加の鑑別のためにどんな検査が必要か

●ここまで踏み込もう
　③疲れやすさ，寝汗などの原因

症例 39

臨床経過

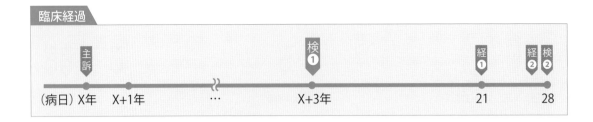

主訴			検①		経①	経②検②
(病日) X年	X+1年	…	X+3年		21	28

検査・診断①

【入院時身体所見】

　眼瞼結膜に貧血を認め，頸部には右に2個，左に2個の径2cmの表面平滑でやや固いリンパ節を触知しました．圧痛はありませんでした．そのほかの表在リンパ節は腫れていませんでした．胸部には異状なく，腹部は左季肋部に脾臓を2cm触知しました．

【血液検査所見】

　白血球数45,000/μL，血色素量9.8 g/dL，血小板数8万/μL，白血球像（リンパ球90%，異常リンパ球3%）．生化学検査ではLDH 333 IU/L，ALT 23 IU/L，AST 25 IU/L，CRP 3.8 mg/dL，HbA1C 6.4%，可溶性IL2レセプター 1,856 U/mL．

【骨髄検査】

　正形成骨髄で，骨髄系細胞20%，赤芽球系細胞17%，巨核球を認める．リンパ球54%，異常リンパ球7%．

【フローサイトメトリーによる末梢血リンパ球の表面マーカー解析】

　CD5，CD19，CD23陽性，CD20弱陽性，CD3，CD56陰性．

【末梢血染色体FISH解析】

　17p欠失；30%.

このシートのポイント

●これは必ずチェックしよう
　①表面マーカー解析結果

●ここまで踏み込もう
　②FISH検査

— 160 —

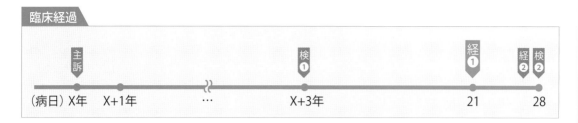

経　過①

入院を継続し，【処方1】【処方2】の処方を受け，治療が開始されました．

【処方1】

● フルダラビンリン酸エステル錠10 mg　1回4錠　1日1回　朝食後

● シクロホスファミド水和物錠50 mg　1回5錠　1日1回　朝食後　5日分

【処方2】

● ファモチジン錠10 mg　1回1錠　1日2回　朝夕食後

● スルファメトキサゾール・トリメトプリム（ST合剤）480 mg
　1回1錠　1日1回　夕食後　7日分

🔍 このシートのポイント

● これは必ずチェックしよう
　① フルダラビンリン酸エステル錠の副作用

● ここまで踏み込もう
　② ST合剤の使用理由

● できれば知っておこう
　③ 標準的治療法

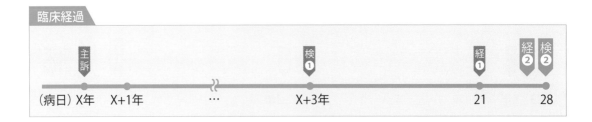

臨床経過

主訴				検①		経①	経② 検②
（病日）X年	X+1年	…	X+3年			21	28

経過②・検査②

　治療後，【処方2】は継続投与し，入院のまま3週間経過をみましたが，問題になるような副作用はなく，服薬にも問題はありませんでした．【処方1】による治療を4週間ごとに外来で継続することとし，【処方2】は継続のまま退院になりました．

　退院時の検査では，
【血液検査所見】
　白血球数 22,000/μL，血色素量 10.0g/dL，血小板数 7.8万/μL，白血球像（リンパ球87%）と経過良好でした．

✍このシートのポイント

● これは必ずチェックしよう
　①この治療の目的
　②治療効果の判定はどのようにして行うか
● ここまで踏み込もう
　③治療に用いられる新薬，シグナル伝達阻害薬について

臨床経過

主訴 検① 経① 検② 経②

（病日）1　1　30　…　8年後　10年後

主　訴

　45歳，主婦．今まで検診を受診したことはありませんでした．今回，自身で右乳房上外側領域のしこりを自覚し，マンモグラフィー・超音波検査で悪性が疑われるとの結果でした．針生検をしたところ，右乳癌T1cN0M0 Stage I の診断に至りました．今まで特に大きな既往はありませんが，出産の際に5 cm程度の子宮筋腫を指摘され，定期的に経過をみています．筋腫による月経過多などの症状は特になく，大きさも変わりはありません．元々神経質な性格で，仕事をしていた20 ～ 30歳代は心療内科を受診し抗不安薬や睡眠薬を内服していたことがありましたが，38歳で第1子を出産後は専業主婦として生活しており，現在は特に通院や内服なく生活しています．家族の中に癌の既往歴のある者はいません．

　腫瘤は限局していたため，乳房温存術＋センチネルリンパ節生検を行いました．

このシートのポイント

● これは必ずチェックしよう
　① 乳房腫瘤の検査方法，本疾患以外の疾患
　② 本疾患の検診
● ここまで踏み込もう
　③ 本疾患のリスク因子
● できれば知っておこう
　④ 乳房温存術の条件

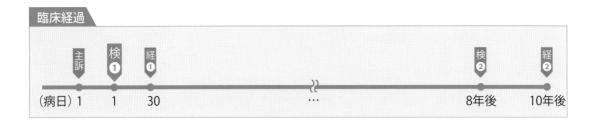

臨床経過

（病日）1　1　30　…　8年後　10年後
主訴　検①　経①　検②　経②

検査・診断①

　最終的な術後病理診断は，腫瘍径1.8 cm，リンパ節転移を認めず，ER 100％，PgR 90％，HER2陰性，Ki67 10％との結果でした．切除断端は陰性でした．

　その結果，温存乳房に対する放射線照射を行い，術後補助療法として【処方1】のとおり処方されました．

【処方1】

●タモキシフェンクエン酸塩錠10 mg　1回1錠　1日2回　朝夕食後

このシートのポイント

●これは必ずチェックしよう
　①タモキシフェンの作用機序
　②ホルモン療法の選択で重要となることは何か

●ここまで踏み込もう
　③補助療法としてのホルモン療法継続期間はどのくらいか

●できれば知っておこう
　④治療を決定する病理組織学的因子の項目について，intrinsic subtypeとは何か

臨床経過

主訴 検① 経①　…　検② 経②
（病日）1　1　30　　　8年後　10年後

経　過①

　タモキシフェン内服開始後，ちょっとしたことでイライラしたり気分が滅入ったりと気分変調を認め，家事を行うにも支障がある日があるとのことでした．【処方2】が追加され，その後は症状安定し経過しています．婦人科には定期的に受診を継続し，問題なく経過しています．

【処方2】
- ●加味逍遥散2.5g　1回1包　1日3回　朝昼夕食前

このシートのポイント

- ●これは必ずチェックしよう
　①タモキシフェン処方の注意点
　②加味逍遥散の処方の意図

- ●ここまで踏み込もう
　③タモキシフェンの代謝経路
　④タモキシフェンとの併用薬として留意点

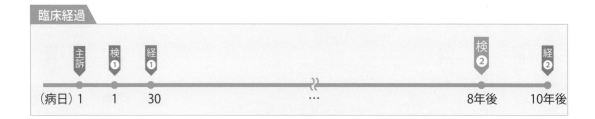

臨床経過

| 主訴 | 検① | 経① | | 検② | 経② |

(病日) 1　1　30　…　8年後　10年後

検査・診断②

　術後5年間タモキシフェンを内服し，それ以後は定期検診を継続し無再発で経過していました．その間51歳で閉経しました．しかし術後8年（53歳時）の時に棚の上のものを取ろうとしたところ，腰に強い痛みが走り，予約外で外来を受診しました．骨シンチグラフィで第二胸椎と仙骨に異常集積を認めました．CTで全身検索を行いましたが，その他の部位に転移はなく，骨転移の診断となり，【処方3】が処方されました．

【処方3】

- アナストロゾール錠1 mg　1回1錠　朝食後
- デノスマブ皮下注120 mg　4週間ごと
- 沈降炭酸カルシウム・コレカルシフェロール・炭酸マグネシウム配合錠　1回2錠　朝食後
- ロキソプロフェンナトリウム水和物錠60 mg・レバミピド錠100 mg　1回1錠頓用（疼痛時）
  6時間以上空けて1日3回まで

このシートのポイント

- これは必ずチェックしよう
  ①アナストロゾールの作用機序，副作用
  ②骨転移の症状は痛みの他にどのようなものがあるか
- ここまで踏み込もう
  ③骨転移におけるoncologic emergencyについて
- できれば知っておこう
  ④Hortobagyiのアルゴリズムについて

臨床経過

	主訴	検①	経①		検②	経②

（病日）1　　1　　30　　　…　　　8年後　　10年後

経　過②

その後痛みも消失し，再発後2年経過しますが，病状は安定しています．

このシートのポイント

●これは必ずチェックしよう
　①デノスマブの作用機序とゾレドロン酸のそれと比較して考えてみよう

●ここまで踏み込もう
　②デノスマブの投与継続にあたっての留意点

●できれば知っておこう
　③骨転移治療として，薬物療法以外の方法とは

薬 剤 名 一 覧

わかりやすい疾患と処方薬の解説〔ケーススタディ編〕

定価：2,200 円（税込）

2022年3月9日発行（初版1刷）

編　集	「わかりやすい疾患と処方薬の解説」 編集企画委員会
発行人	坪 谷 美 枝
発行所	株式会社アークメディア

〒102-0075　東京都千代田区三番町7-1

編集部直通	TEL 03−5210−0871 FAX 03−5210−0874
販売部直通	TEL 03−5210−0821 FAX 03−5210−0824
経理部直通	FAX 03−3512−2727
E-mail	arc21@arcmedium.co.jp
振替口座	00160−5−129545

〈検印省略〉

© 2022 Printed in Japan　　　　ISBN 978-4-87583-258-4